花草瓜果里的
中草药

周志平

- 著 -

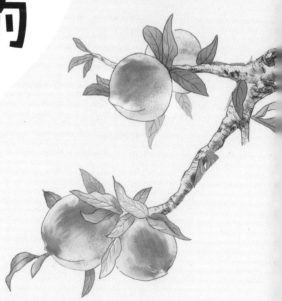

中国妇女出版社

图书在版编目（CIP）数据

花草瓜果里的中草药 / 周志平著. -- 北京 ：中国
妇女出版社，2022.8
（神奇的中草药）
ISBN 978-7-5127-2106-7

Ⅰ.①花… Ⅱ.①周… Ⅲ.①中草药－青少年读物
Ⅳ.①R28-49

中国版本图书馆CIP数据核字（2022）第125757号

特约策划：华文未来
选题策划：朱丽丽
责任编辑：朱丽丽
封面设计：静　颐
插图绘制：明天教室－李虹　乔清
责任印制：李志国

出版发行：中国妇女出版社
地　　址：北京市东城区史家胡同甲24号　　邮政编码：100010
电　　话：（010）65133160（发行部）　　65133161（邮购）
邮　　箱：zgfncbs@womenbooks.cn
法律顾问：北京市道可特律师事务所
经　　销：各地新华书店
印　　刷：北京中科印刷有限公司

开　　本：185mm×235mm　1/12
印　　张：11.5
字　　数：82千字
版　　次：2022年8月第1版　　2022年8月第1次印刷
定　　价：39.80元

如有印装错误，请与发行部联系

推荐序

中医药是我国传统文化中极具生命力的宝藏，其哲学体系、思维模式、价值观念与中华优秀传统文化一脉相承，但其理论古朴深奥，文字记载晦涩难懂，对于没有接受过系统学习的少年儿童来说，往往觉得神秘。

在中医药传承与创新与国家发展同频共振的背景下，提高少年儿童对于中医药的认知度，是中医药事业发展的当务之急和长远之计。如何让少年儿童轻松地了解中医药，激发喜爱中医药的热情，在他们心中播下中医药文化的种子，让未来有更多的"屠呦呦"涌现，是我作为医药科研工作者，在参与科普工作中一直探索的方向。

有了解才可能产生兴趣，有了兴趣才可能促进更好的认知。

周志平先生在这套"神奇的中草药"系列丛书中，无疑是给出了很好的案例。神奇的中医药，并不神秘，治病救人的原料就在厨房里，在家门外，在身边的花草瓜果中，在传奇的故事中。这样的整合，拉近了中医药与人们的距离，原来天然的中草药就在我们的身边！还有哪些植物也是中药？有没有还未被人类发现可以入药的植物？……等待孩子们继续去思考和发现。

书中每一味中药都有一个生动的故事，再由故事链接出经典的中医药基础知识。读者在轻松地读完一个故事后能就了解一味中药，这比枯燥的讲授知识显然更有效。本系列书不仅适合少年儿童独立阅读，也适合家人陪伴阅读，故乐为之序。

中国医学科学院药用植物研究所副研究员

王秋玲

前　言

　　中医药文化是中华民族几千年的探索经验总结，是中国传统文化的重要组成部分。习近平总书记指出："中医药学是中国古代科学的瑰宝，也是打开中华文明宝库的钥匙。当前，中医药振兴发展迎来天时、地利、人和的大好时机，希望广大中医药工作者增强民族自信，勇攀医学高峰，深入发掘中医药宝库中的精华，充分发挥中医药的独特优势，推进中医药现代化，推动中医药走向世界，切实把中医药这一祖先留给我们的宝贵财富继承好、发展好、利用好，在建设健康中国、实现中国梦的伟大征程中谱写新的篇章。"

这套"神奇的中草药"系列,以一个个中草药故事为主体,在保证专业性和准确性的前提下,将中草药的特征、药理药效,以及用药禁忌融入故事中,为青少年读者揭开中医药的神秘面纱。有的故事中还设置了"知识小链接",可以让青少年读者在阅读中了解历代中医典籍及中医药最基础的知识,欣赏名医风采,帮助青少年读者更多、更快地了解祖国医学及相关知识。

用中医药文化浸润青少年的心灵,中医药的传承才会有鲜活的生命力,才会让古老的中华文化瑰宝得以传承和发展。希望这套书能增进青少年对中医药文化的认同和了解,增强民族自信心和自豪感,帮助青少年读者养成健康的生活理念和生活方式,做一个中医药文化的小小传承人。

(特别提示:本书不是中医药的用药指导书,具体用药请结合临床,以医生面诊指导为准。)

目录

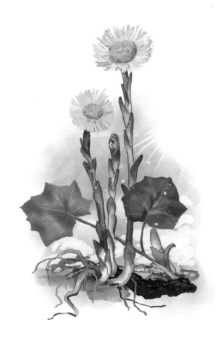

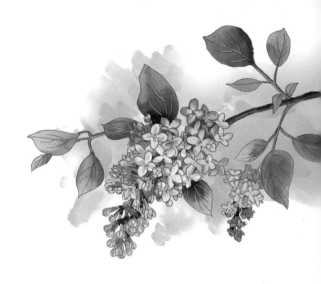

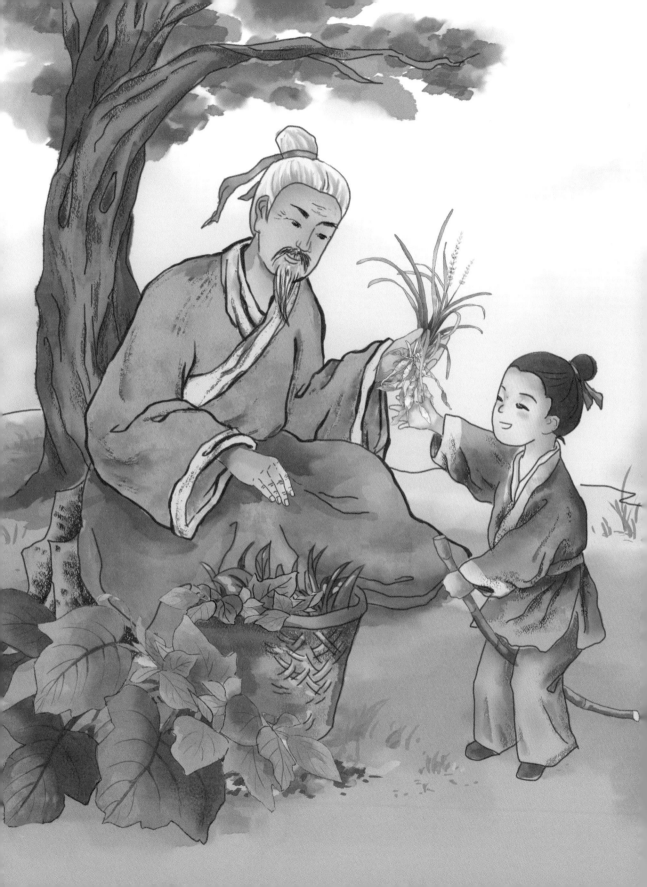

款冬花：

咳嗽的克星

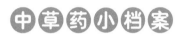

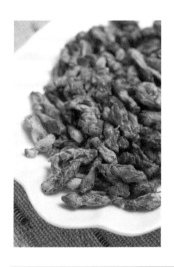

款冬花的入药部位为菊科植物款冬的干燥花蕾，气芳香，色紫红，多为生用或蜜炙用。它有润肺下气①、化痰止咳的功效。现代药理研究认为，款冬花有镇咳、祛痰、平喘、抗炎等作用。

款冬花是一种常用中草药，其中"款"有"到"和"至"的意思，"冬"是指冬天。款冬花是菊科植物，盛开后看起来有点像菊花，呈金黄色。款冬花耐严寒，即便在冰雪寒冬，也能绽放

① 中医术语。下气指降气的治法，意思是使气向下走。

出美丽的花朵。

款冬花有"冬天的卫士，咳嗽的克星"之称。人们喜欢用款冬花泡茶、做成药膳汤剂，有很好的保健和治疗作用。款冬花在很多中成药里都有应用，如人们常用的清热润肺、止咳平喘的良药蜜炼川贝枇杷膏中就有款冬花。

关于款冬花有很多故事和传说，其中比较有名的是晚唐诗人张籍与款冬花的故事。

张籍为韩愈的大弟子，是新乐府运动的倡导者和参与者。他和很多现代人一样，是一个"追星族"。张籍非常迷恋杜甫，他把杜甫的诗歌一首一首背诵下来后，就将写满诗的纸烧掉，再将烧完的纸灰拌上蜂蜜，每天早上吃三匙。这种做法简直不可思议，可张籍却有自己的理由。

一天，张籍的好友来拜访他，看到他吃纸灰惊恐不已，忙问："你是疯了吗？为什么将杜甫的诗烧掉，又拌上蜂蜜吃下去？"

张籍笑着说："我当然没有病。我是觉得吃了杜甫的诗，便能和杜甫一样写出好诗句了！"

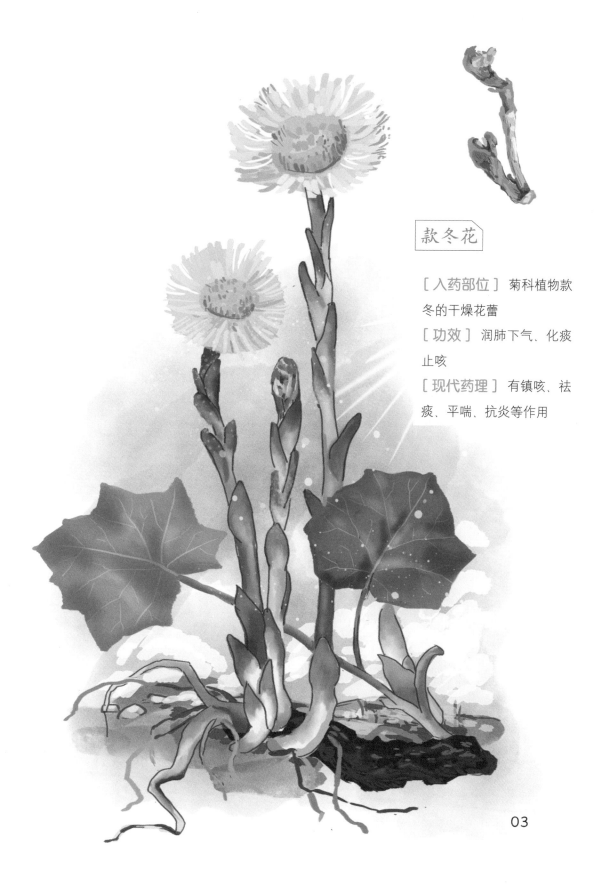

款冬花

[入药部位] 菊科植物款冬的干燥花蕾

[功效] 润肺下气、化痰止咳

[现代药理] 有镇咳、祛痰、平喘、抗炎等作用

03

好友刚喝一口茶，还没来得及咽下，便"噗"的一下喷了出来，笑道："你是在给我讲笑话吗？"

张籍不是在讲笑话，也没有发疯。杜甫是现实主义诗人，非常善于描写实况，他的诗作有"诗史"之称。张籍不仅崇拜杜甫，还学习杜甫的写诗技巧。

张籍体弱多病，这年冬天，他不幸又患上了风寒感冒，咳嗽不止。家人想请郎中来诊治，无奈家境贫寒，根本无钱看病抓药。他感觉自己的病情越来越重，不由心急如焚。

正当他一筹莫展时，张籍突然想到一位僧人曾对他说起一种叫款冬花的中药，能治疗咳嗽。于是，他叫家人去采款冬花。这个季节的款冬花还未开放，花蕾呈紫红色，看起来非常漂亮。家人很疑惑，这么好看的花能治病吗？

虽然感到怀疑，但家人还是按照张籍的嘱咐，采来款冬花蕾后洗净，阴干后，煎水给他服用。几次过后，张籍的病情明显好转，咳嗽也止住了。张籍非常高兴，之后写下了这样一首诗："僧房逢着款冬花，出寺行吟日已斜。十二街中春雪遍，马蹄今去入谁家。"

这首诗既反映了张籍对那次亲身经历的回忆，也表达了对中药款冬花的由衷赞美。诗歌的表达真切顺畅，很容易让人接受，至今仍广为流传。

知识小链接

款冬花　最早的入药记录见于《神农本草经》："主咳逆上气，善喘，喉痹，诸惊痫，寒热邪气。"款冬花入药的是花蕾部分，一般蜜炙后使用，以增强功效。蜜炙后的款冬花在中医上被称为"蜜冬花"或者"炙冬花"。和其他药材不同的是，款冬花的采收时间比较特殊：它在栽种当年的初冬土壤封冻前，花蕾还没有开放，苞片呈紫红色时采收。采收过早，花蕾还未形成，过迟花蕾已开，均不适合做药用。

红花：

活血化瘀的名花

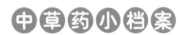

中草药小档案

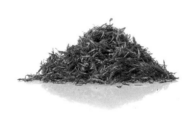

红花的入药部位为菊科植物红花的干燥花，夏季花由黄变红时采摘，多为生用。它有活血祛瘀、消肿止痛的功效。现代药理研究认为，红花有扩张血管、降血压、抑制血小板聚集、镇痛、镇静、抗惊厥、抗心律失常等作用。

红花是一种中药材，它的花管狭细，呈橙红色。拿起红花，你就会发现，它质地轻而柔软。红花是一种常用的活血化瘀药，也是一味治疗妇科疾病的良药。

红花可以泡水喝，不仅能活血通经，而且可以美容养颜。红

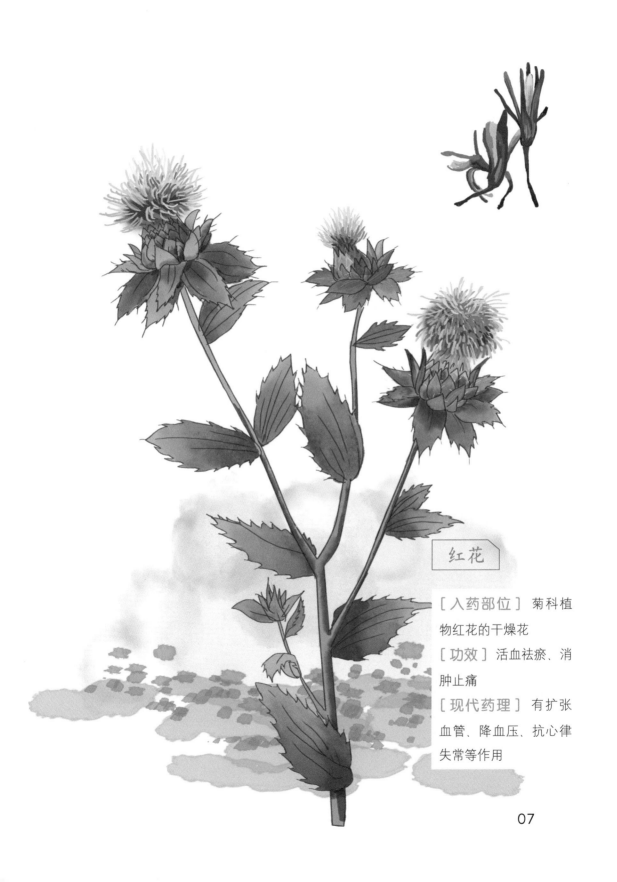

红花

[入药部位] 菊科植物红花的干燥花

[功效] 活血祛瘀、消肿止痛

[现代药理] 有扩张血管、降血压、抗心律失常等作用

07

花与其他食材混合使用，可以做成各种药膳，起到很好的保健和治疗作用。红花也是医师的常用药物，很多方剂中都有红花的身影。

红花虽好，但不能用于孕妇，否则会对孕妇和胎儿造成不良影响。红花也不宜当作保健品长期服用，应在医师的指导下使用。

红花很早就做药用，相传有这样一个故事。

有一位姓徐的女子，产后突然昏迷，出现了病危的情况。家人惊恐万分，急忙去请名医陆日严来诊治。当陆日严赶到病人家中时，女子气息将绝，只有胸膛微热。

陆日严经过诊断，告诉她的家人，女子是血瘀，气血不通畅，病情危急。家人问可有解救之法，陆日严略微思考后说需赶紧购买十斤红花，以做治病之用。

女子的家人买回红花以后，陆日严并没有让人用水煎给女子服用。只见他先在大锅中放入红花，加水煮沸后，将药液倒入三个木桶中，然后取窗格放在木桶上，让女子躺在窗格上，用药气熏蒸。

过了一会儿，药液变凉。陆日严叫人加温后再次倒入木桶中，如此反复。家人感到惊奇，这是在治病吗？他们正感到疑惑之际，奇迹发生了，女子本来僵硬的手指微微动弹了。又过了半日，女子渐渐苏醒过来，终于脱离了险境。

家人消除了误解，心中不胜感激。陆日严又开了三剂药，看着女子服下一剂后方才离去。家人看着他的背影，心中不禁感叹，陆日严采用的方法太神奇了，竟能将濒死的人救活。

其实陆日严使用的方法就是现在所说的中药熏蒸，这种方法经过改良，至今仍在使用。熏蒸会使人体的毛孔受热扩张，血液循环也随之加快，熏蒸正是通过渗透和吸收而发挥了药效。红花是活血通经药，对于血瘀的女子来说最合适不过。

知识小链接

熏蒸 中医的一种外治疗法，是将中药材与水混合后，将其煮沸，利用混合液的蒸气熏蒸病人的身体，达到治疗的目的。这种方法见效较快，疗效较好。

玫瑰花：

解郁之花

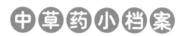
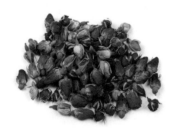

玫瑰花的入药部位为蔷薇科植物玫瑰的干燥花蕾，气芳香浓郁，色紫红，多为生用。玫瑰花有行气解郁、和血、止痛的功效。现代药理研究认为，玫瑰花有改善身体的微循环、保护心血管、抗菌、抗病毒、促进胆汁分泌、抗氧化等作用。

　　玫瑰花是一种非常有名和受欢迎的花卉，一些国家甚至将玫瑰花定为国花。

　　玫瑰花很早就被用于保健，古人用它制成玫瑰花露，饮用后可以养肝、疏肝、解郁。现代人喜欢用它做成玫瑰花茶，常饮此茶可以促进血液循环，起到美肌养颜、暖胃养肝、预防便秘、降火气、调经等作用。

玫瑰花也是一种常用的中药，可以煎汤内服、浸酒、泡茶饮服或熬膏服。玫瑰花可配方使用，很多中成药中都使用了玫瑰花，如玫瑰花口服液能治疗心慌气短，玫瑰花糖膏能舒心爽神。

关于玫瑰花，流传着这样一个故事。

民国时期，有一个名叫小妹的孩子，虽只有 12 岁，但聪明能干，不仅会料理家务，还会做美食。

小妹每天都会见到一个叫小娜的女孩从她家门前经过去学堂，小妹很想同小娜一样去读书，但是父亲说读书没用，让小妹好好待在家里。

小娜比小妹大一岁，她看到小妹胖嘟嘟的很可爱，就和小妹成了好朋友。小娜放学后，就会过来陪小妹玩一会儿，还将在学堂里学到的知识教给小妹。

小妹为了表示感谢，想送小娜一件礼物。可是小妹跑到集市，挑了半天也没有买到满意的礼物。该送小娜什么礼物呢？

晚上，小妹躺在床上不知不觉睡着了。睡梦中，小妹闻到一股花香，她有些惊讶，循着花香来到一座院子前。小妹不知道这是什么地方，好奇地走进了院子。只见院子里开满鲜花，红的似火，艳的似霞，美丽极了。小妹满心欢喜地摘了一朵，心想着这么好看的花，小娜看到一定会非常高兴。

这时，突然跑来几个士兵，不由分说将小妹绑了起来。小妹一边挣扎，一边问："为什么抓我？"原来这是王母娘娘的花园，而她摘的这花是花园里最珍贵的花——玫瑰花。小妹惊慌失措，拼命挣扎。当她猛地睁开眼睛，才知道是一场梦。

虽然是梦，但梦中娇艳美丽的玫瑰花让小妹难以忘怀。如果能把玫瑰花送给小娜，她也许会喜欢。于是，小妹来到集市，可跑了好几家花店都没有买到玫瑰花。她又来到集市上的最后一家花店，老板说："我们店里也没有玫瑰花，但是有玫瑰花的种子。如果你想买回去种植，那你一定要有耐心。"

小妹听了连连点头，老板看她信心十足的样子，就把花种卖给她，并告诉她种植方法。小妹带着花种高兴地回到家里，小心翼翼地种在院子里。

小娜知道后非常高兴，要和小妹一起照顾玫瑰花。在她们的

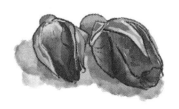

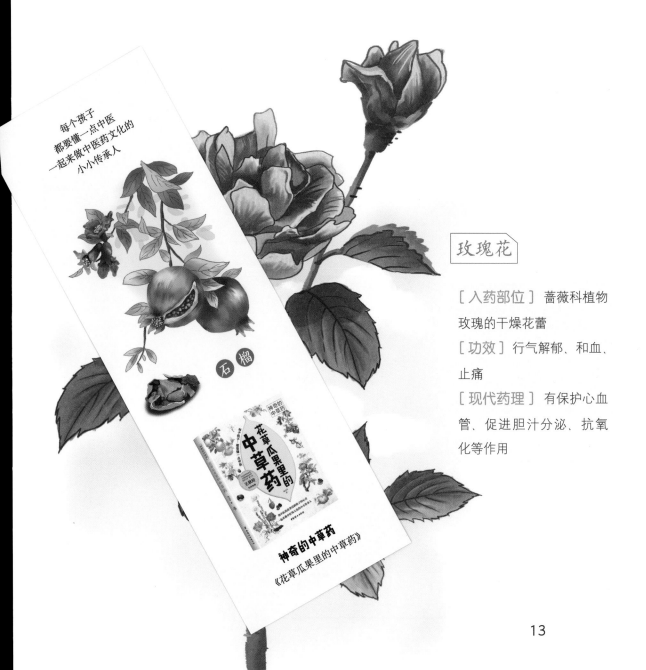

每个孩子
都要懂一点中医
一起来做中医药文化的
小小传承人

石榴

花草瓜果里的中草药

神奇的中草药
《花草瓜果里的中草药》

玫瑰花

［入药部位］蔷薇科植物玫瑰的干燥花蕾

［功效］行气解郁、和血、止痛

［现代药理］有保护心血管、促进胆汁分泌、抗氧化等作用

精心呵护下，玫瑰花一天天长大，并长出了小花蕾。小妹对小娜说："这些花都是送给你的。"小娜很开心，看着小妹，突然有了一个主意，说："我有一个办法可以让你去读书。"小娜将她的办法告诉了小妹。

小妹来到父亲跟前说："我有办法能治好父亲的病。"父亲笑着说："我有什么病？你一个小孩子懂什么？"

小妹说："父亲经常心情郁闷、健忘失眠，而且东西也吃得很少。"

父亲一愣，没想到这些细节都被女儿注意到了。

小妹看到父亲的表情，知道自己说对了，继续说："父亲，我治好您的病，您要答应我一个请求。"

父亲笑了，以为小妹在开玩笑，便答应了。

又过了两天，父亲收到一个精美的盒子，打开一看，盒子里是一些暗红色的像糕点一样的食物。他拿起闻了一下，有淡淡的花香味。父亲笑着说："原来你是做点心给我吃。"

小妹说："这是我给你治病的良药。一天三次，一次一块。"

看着小妹一本正经的样子，父亲爽快地答应了。随后几天，父亲按照小妹说的，每天吃三块点心，不承想精神状态明显改善。

这时，小妹来到父亲身边，笑嘻嘻地问："父亲，身体是不是感觉好点了？"

父亲不住地夸赞说："没想到我女儿做吃的有一套，这个点心真是香甜可口，你是用什么做的？"

小妹说："我用新鲜的玫瑰花，加上面粉、蔗糖等做出来的。"

父亲欣慰地说："等我女儿大了，可以开一个食品铺，生意定然不错。"

小妹脸色一变，严肃地说："不！我想读书。"

父亲吃惊地看着女儿，问："读书有何用？"

小妹说："读书会让人变得更厉害！"

小妹看出父亲有些犹豫不决，说："我给您做的叫玫瑰糕，它为什么能治疗父亲的疾病呢？因为玫瑰花能行气解郁、宽中和胃，这些知识都是我从书本上学到的。如果不读书，我什么也不懂，难道您希望女儿来到这个世上只能躲在家里，对外界一无所知吗？"

女儿的话深深地打动了父亲，他终于同意小妹去读书了。之后，小妹和小娜一起去学堂，学到了很多知识。数年后，她们考取了金陵女子大学，那是中国第一所女子大学。

知识小链接

行气 中医术语。中医认为，气是构成人体和维持人体生命活动的基本物质之一。气运行不畅，在体内会发生瘀滞，人体就会表现出情绪低落、郁郁寡欢，或食后腹满、腹胀等症状。行气是通过药物或者其他方法推动停止的气，达到气畅，以起到治愈疾病的作用。

丁香:
除口臭的花蕾

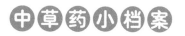
中草药小档案

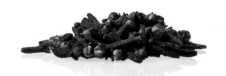

丁香的入药部位为桃金娘科植物丁香的干燥花蕾，习称"公丁香"。丁香气芳香浓烈，味辛辣，有麻舌感，多为生用。它有温中①降逆、补肾助阳的功效。现代药理研究认为，丁香有促进胃液分泌、镇痛抗炎、抗惊厥、抑菌、抗血小板聚集、抗凝、抗血栓、抗腹泻等作用。

丁香花非常好看，一簇簇娇艳芬芳，繁花满枝。丁香花一直被人们所喜爱，其外形纤弱可爱，很多人觉得它是一种忧郁之

---

① 中医术语。温有温暖的含义，中多指脾胃。温中是温暖脾胃的一种疗法。

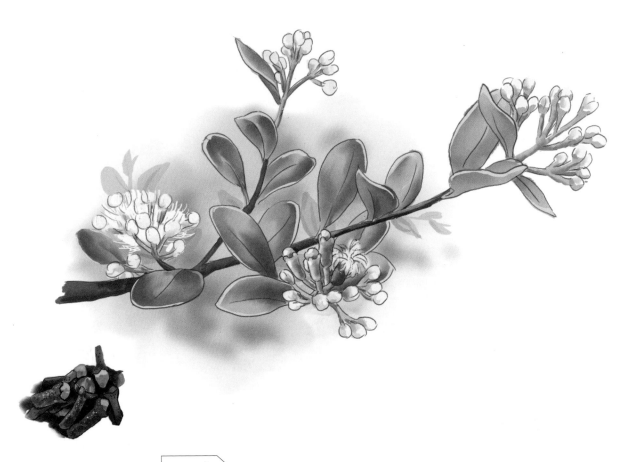

丁香

［入药部位］ 桃金娘科植物丁
香的干燥花蕾
［功效］ 温中降逆、补肾助阳
［现代药理］ 有促进胃液分泌、
镇痛抗炎、抗腹泻等作用

18

花。在我们的课本中，有一首现代诗《雨巷》，就是用丁香花来抒发心中的忧愁与伤感。

我们熟悉的丁香花，是不是常用的中药丁香呢？观赏的丁香花属于木樨科，是灌木或小乔木花卉；而中药里用的丁香属于桃金娘科，是一种热带植物。

中药丁香的药用价值很高，可以用来除口臭。口臭是从鼻、鼻窦、咽部散发的臭气，严重影响了人们的社会交往和心理健康。

在现代，很多人喜欢嚼口香糖来缓解口臭，而在古代，为了除口臭，不少人用丁香泡水喝，它在一定程度上能祛除口中的臭味。

生活中，有口臭的人往往自己很难发现，等到别人告诉自己时，这种场面别提有多尴尬了。唐代有名的诗人宋之问就在这方面栽了大跟头。

宋之问是一位才华横溢的饱学之士，很想在政治上有一番作为。在他进士及第之时，恰逢武则天主政，他觉得自己的机会来了。

在武则天举办的一次宫廷诗会上，宋之问施展才华，一举夺魁。那句"不愁明月尽，自有夜珠来"不知让多少人赞不绝口。

宋之问的相貌如何呢？有人这样评价他：身材高大、仪表堂堂。宋之问也觉得自己风度翩翩，所以更加自信，相信武则天会重用自己。可武则天对他总是避之唯恐不及，始终不愿召见他。

宋之问百思不得其解，心中郁闷至极，写下了《明河篇》，以示其义。诗文委婉流丽，最后两句更是点睛之笔："明河可望不可亲，愿得乘槎一问津。更将织女支机石，还访城都卖卜人。"

有人将这首诗呈送给武则天，武则天看后一笑，感叹说："这个宋之问的确是难遇之才，只是他口臭熏人，让人无法忍受。"

宋之问听说后，简直无地自容。原来，让自己的努力付诸东流的，竟然是口臭。从那以后，宋之问特别注意个人卫生，经常口含丁香，治疗口臭。

那么，丁香真能除去口臭吗？引起口臭的原因很多，服用丁香水只能除去因脾胃虚寒、消化不良导致的口臭，而对于其他原因引起的口臭，除了漱口、注意口腔卫生外，应到医院检查治疗。

　　药用丁香和观赏用的丁香花是截然不同的两种植物。药用丁香为桃金娘科植物，味辛性温，气味芳香，主产于坦桑尼亚、马来西亚、印度尼西亚等地，我国广东、广西等地也有栽培。而观赏用的丁香是原产于我国的木樨科植物，虽然花朵亦有芳香，但与药用丁香不是同一种植物，花色以紫色和白色居多，紫的是紫丁香，白的是白丁香。

菊花：

治疗风热感冒的"花中隐士"

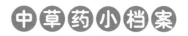

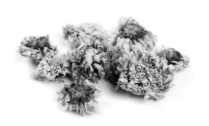

菊花的入药部位为菊科植物菊的干燥头状花序，色鲜艳，香气浓郁，多为生用。它有清散风热、平肝明目、清热解毒的功效。现代药理研究认为，菊花有抗菌、扩张冠状动脉、增加冠脉血流量、解热、抗炎、镇静、降血压、缩短凝血时间等作用。

人们常将"梅兰竹菊"尊称为四君子，其中菊花因不媚俗、不趋时，独立寒秋、迎霜怒放的气节，备受人们的喜爱，文人雅士更是将菊花喻为"花之隐者"。

菊花不仅观赏价值高，还可用来泡茶。有的人还喜欢用菊花做养生粥，适合熬夜上火的人群。除此之外，菊花还可以和其他食材一起做成汤膳，既可以治病，又可以养生。

菊花是文人雅客的常颂之花，后来变成用于防病的养生之花，这种改变还得从菊花落英说起。

王安石和苏东坡同为唐宋八大家，极负盛名。两人还都对菊花情有独钟。

一次，苏东坡去拜访王安石。当时，王安石正在会客，于是让仆人请苏东坡先到书房休息。

苏东坡进入书房，看见桌子上放着一杯菊花茶，旁边的端砚下压着一首未写完的诗，诗道："西风昨夜过园林，吹落黄花满地金。"苏东坡看到这句诗，哑然失笑。

诗中的黄花指的是菊花，即便处在深秋，寒风萧瑟时，此花也竞相开放，怎么可能像春花那样落英满地呢？苏东坡想到此处，挥笔续写了两句："秋花不比春花落，说与诗人仔细吟。"写完，他甚为得意。

王安石见完客人来到书房，苏东坡已经离去。在自己未写完的诗句后面，王安石看到苏东坡留下的字，心中十分不悦。心想：难道他不知道黄州菊花要落瓣吗？反倒来讥笑老夫！

苏东坡后来被贬为黄州团练副使，虽心有不甘，也只好去上任。一年后，适逢重阳节，苏东坡与好友一道喝酒赏菊，秋菊盛开，景象万千。一阵风吹过，菊花飘落。苏东坡看到花瓣铺满地，一片金黄，顿时惊得目瞪口呆，这不就是王安石诗中描写的"吹落黄花满地金"吗？

苏东坡心生不解，怎么会这样？好友介绍说："常见的菊花是不落英的，但是黄州菊一遇狂风便落英缤纷。"

听罢，一向自负的苏东坡才意识到自己是多么肤浅。

后来，苏东坡热衷研习医理，与当时的很多名医都有来往。在这个过程中，苏东坡依然喜欢菊花，不过他的观念有所改变。菊花由原来的观赏之用变成了防病养生之用，他常用菊花泡茶，或与其他药材配伍煎汤服用。由于药效好，在其著作《东坡志林·论菊》中，苏东坡把菊花称作延年药而加以推崇。

苏东坡去世后，后人将苏东坡有关医学的论著和沈括的《良方》合在一起，变成了《苏沈良方》。这本书对现代医学有着积极的意义，《苏沈良方》开篇就记菊：菊，黄中之色，香味和正，

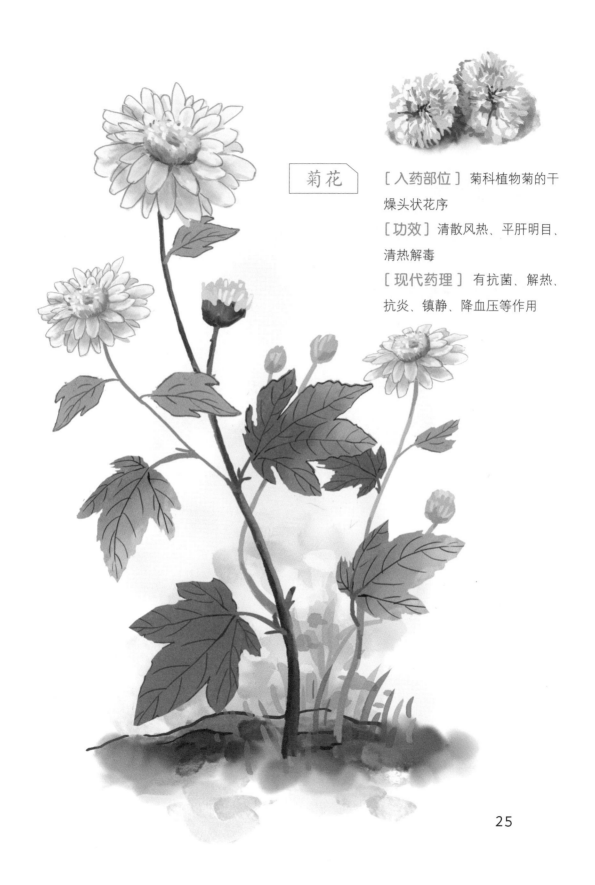

菊花

［入药部位］菊科植物菊的干燥头状花序

［功效］清散风热、平肝明目、清热解毒

［现代药理］有抗菌、解热、抗炎、镇静、降血压等作用

花叶根实皆长生药也。

在苏东坡的推崇下，菊花的药用价值受到越来越多人的重视。后来李时珍在《本草纲目》中将菊花列为一种中药材。

知识小链接

《苏沈良方》 其中，"苏"指苏轼，"沈"指沈括。《苏沈良方》是苏轼所撰的《苏学士方》与沈括所撰的《良方》两书的合编本。《苏沈良方》包括医方、医论、本草、灸法、养生及炼丹等内容。

辛夷花：
通鼻窍的良药

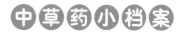
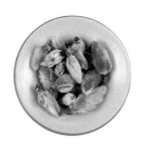

辛夷的入药部位为木兰科植物望春花、玉兰或武当玉兰的干燥花蕾，冬末春初花未开放时采收，多为生用。它有散风寒、通鼻窍的功效。现代药理研究认为，辛夷花有收缩鼻黏膜血管的作用，能保护鼻黏膜、抑菌、镇静、镇痛、抗过敏。由于辛夷花有毛，易刺激咽喉，内服宜用纱布包煎。

　　望春花是人们很熟悉的花，它花大艳丽，非常漂亮，而望春花的干燥花蕾也是我们常用的一种中药材——辛夷。

　　我们都知道鼻炎会让人苦不堪言，影响呼吸和睡眠。辛夷花可以使鼻窍通畅，消除鼻塞、流涕等症状。另外，辛夷花对风寒这类疾病引起的头疼和头晕，也有很好的疗效。

望春花、玉兰或武当玉兰的干燥花蕾怎么变成中药材辛夷花了呢？这是因为，辛夷与"心意"相通，相传关于它有这样一个故事。

在福建武夷山下，住着一对男女。男的叫阿木，擅长狩猎打鱼。女的叫阿兰，擅长织布缝衣。两人正准备成亲。

一天，阿木听到噩耗：一位王爷的公子出来巡猎，看到阿兰生得出尘脱俗，十分喜欢。遭到阿兰的严词拒绝后，王爷的公子恼羞成怒，命人将阿兰抢入王府。

阿木找机会悄悄地潜入王府，找到了关阿兰的屋子。趁王府戒备松弛之际，阿木打开房门，带着阿兰一起逃跑了。王爷的公子知道后，急忙派人追赶。

阿木和阿兰逃到武夷山上，后面的追兵将至，慌乱中，他们不幸失足掉下了悬崖。

第二年春天，武夷山下的丛林中长出一棵奇异的树木。这树雌雄同株，花朵亭亭玉立于高处，香味清雅，姿态婀娜。当地人

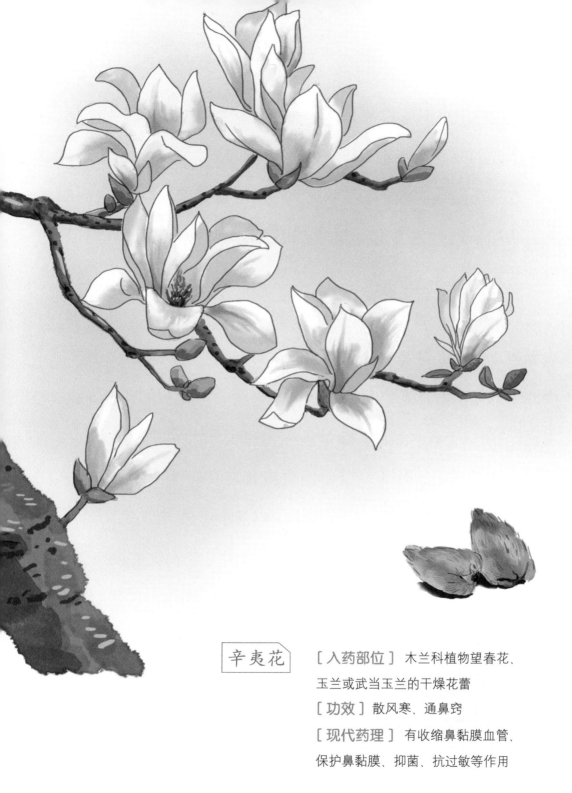

辛夷花

［入药部位］木兰科植物望春花、
玉兰或武当玉兰的干燥花蕾
［功效］散风寒、通鼻窍
［现代药理］有收缩鼻黏膜血管、
保护鼻黏膜、抑菌、抗过敏等作用

为了纪念这对坚贞不屈的男女，就把这棵花树命名为"木兰花"。

木兰花的故事流传很广，一位书生听闻后，来到武夷山下。他看到木兰花粉雕玉琢，幽雅飘逸，顿感心情开朗。他想采摘一些回去种植，这时他看见一位老农正在锄草，便把想法告诉了老农。

老农应允了，他看到书生鼻子红红的，问他是怎么回事？书生告诉他，自己经常鼻塞，而且常流浓鼻涕，很让人心烦，找了不少郎中都没治好。老农听后笑了，他采了一些此树的花蕾递给书生说："用这个煮水煎服，定能解除你的病患。"

书生将信将疑，收下花蕾，回去照着老农的法子煮水煎服，鼻塞的症状果真得到缓解，几天过去，就基本痊愈了。

书生十分高兴，再次找到老农表示感谢。老农笑着说："不过一点小心意，不必言谢。你既然如此喜欢此花，就多种植些吧。"

书生将此树栽到他的家乡，不想路人看到此花也很喜欢，又将它种植到别处，不久全国很多地方都有了木兰花。

书生想到此花的花蕾能治病，便以"心意"为名，推荐给了郎中，谁知被郎中听成了"辛夷"，并流传开来，沿用至今。

风寒　中医病因术语，指风和寒相结合的病邪。多是由于气温低，身体受到风寒的影响，症状表现为怕冷、头痛、鼻塞、流鼻涕等，可以通过一些祛风寒的药物来缓解治疗。

金银花：

解热毒的良药

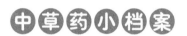
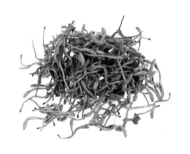

金银花的入药部位为忍冬科植物忍冬的干燥花蕾或初开的花。金银花在夏天初花开放前采收，花蕾以色黄白、气清香者为佳。它有清热解毒、疏散风热的功效。现代药理研究认为，金银花有抗病原微生物、抗内毒素、抗炎、解热和增强免疫力的作用。

金银花又叫双花，长在山间、田野中，花香扑鼻，是人们比较熟悉的一种植物。金银花还是一种解热毒的良药，有"植物抗生素"的美称。

金银花泡水喝，可治疗风热感冒、咽喉肿痛、肺炎等病症；用水煎服加蜂蜜饮用，能养胃、通肠胃、缓解便秘；还可加绿豆熬汤，能清热、解毒、避暑。

金银花原名忍冬花，因为这种植物入冬后老叶枯落，叶腋再簇生新叶，经冬不凋，便有了"忍冬"的雅号。而有的人认为金银花的名字源于它的颜色，一白一黄，像金银，因此叫金银花。还有的人说这种花之所以叫金银花，跟一对姐妹有关。

相传，在一个小山村里有一对姐妹，她们的小名叫金花和银花。姐妹俩聪明好学，喜欢看医书。

有一年，村里很多人得了一种怪病，出现了头痛、恶心以及大便增多等症状，村里人去请斜眼郎中治病。斜眼郎中大喜，认为自己发财的机会来了，不顾村里人死活，大幅度提高诊金。村里人大多贫穷，负担不起医药费，结果很多人的病越拖越重。

村民愤怒地跑到县衙去告状，说斜眼郎中胡乱收费，可是县令与斜眼郎中关系非同一般，以各种理由为斜眼郎中开脱，最后这件事不了了之，而斜眼郎中更加为所欲为。

金花、银花的父母也染上了这种疾病。姐妹俩虽然学了一些

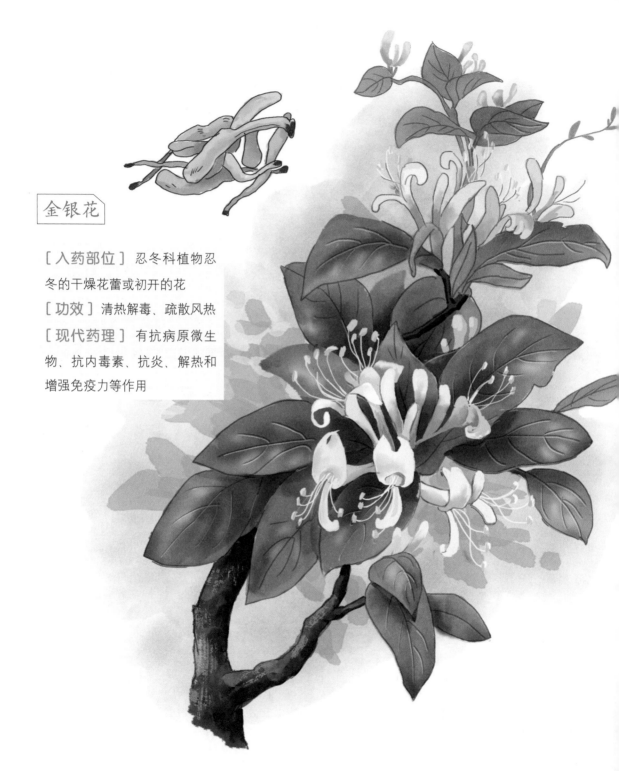

金银花

[入药部位] 忍冬科植物忍
冬的干燥花蕾或初开的花
[功效] 清热解毒、疏散风热
[现代药理] 有抗病原微生
物、抗内毒素、抗炎、解热和
增强免疫力等作用

34

粗浅的医术，但是应付不了这种疾病。无奈之下，她们去找斜眼郎中求治病的良药。可是斜眼郎中只认钱，根本不搭理她们，姐妹俩发誓一定要找到医治这种疾病的良药。

乡亲们劝说姐妹俩不要去了，万一求药不得，最后连给二老送终的机会都会错过。姐妹俩面露难色，金花想到一个主意，她们一个在家守着父母，一个外出寻找良药。

这种想法立即遭到父母的反对，二老告诉姐妹俩只管前去，不要挂念他们，况且姐妹俩结伴而行，彼此有个照应。

父母的话确实有道理，姐妹俩告别父母，踏上寻药之路。她们翻过很多座山，走过很多村庄，来到一个人口密集的县城，找到一位鹤发童颜的老郎中。

老郎中医术高超，而且愿意为贫穷的百姓医治疾病。可是找老郎中看病的人实在太多，除非是急诊，其他的人都只能排队等待。为了见到老郎中，姐妹俩天刚亮就去排队，到了傍晚才终于排到。

姐妹俩把村民的病情一五一十地讲给老郎中听，希望他能前去救治。老郎中想了想说："你们的父母以及村民患的是热毒痢疾，对付这种疾病要多喝水。这种病不光你们村有，其他村也有。我实在没办法过去，但我告诉你们有一种药治这种病很有效。"

姐妹俩虽有些失望，但听说有药可以医治，心里还是非常高兴，连忙问："是什么药？"老郎中说："这种草药你们应该见过，它的花瓣细长，初开时为白色，后变为黄色，黄白相映，散发着淡淡清香。"

她们的确见过这种花，只是它真能治好热毒痢疾？老郎中看出姐妹俩的疑虑，就说："这花叫忍冬花，对热毒痢疾有很好的疗效，你们可以用它煎水给患者服用。"

老郎中拿出一张纸，写上忍冬花，还配上白头翁、连翘、石膏等药物。他写好以后交给姐妹俩，并告诉她们：如果病情严重，出现肌肉酸痛，按照这个方子抓药服用即可。

姐妹俩接过老郎中的药方，便告辞去找忍冬花，不久便满载而归。她们将药物煎好后给乡亲们服用，病重的乡亲就按照老郎中的药方来医治。几天过去，姐妹俩的父母和乡亲们大多痊愈。

姐妹俩能治病的消息传遍乡里，许多村民都过来找她们看病。这下彻底惹恼了斜眼郎中，他决定报复，便跑到县衙说姐妹俩是巫婆。

斜眼郎中说："乡里这场热毒瘟疫是由这姐妹俩而起，不然她们怎么会治病呢？"愚蠢的县令居然相信了斜眼郎中的诬告，立刻命衙役抓捕两姐妹，将她们处死。

村民们恨透了斜眼郎中，为了纪念这对勇敢的姐妹花，乡民们将用于治病的忍冬花改名为"金花银花"。后来，大家为了简便，就将"金花银花"改为"金银花"了。

知识小链接

热毒 中医病症名，也叫温毒，主要表现是壮热口渴、烦躁不安、面红目赤、口舌生疮等。热毒若不及时治疗，可引起各类疾病，甚至导致患者昏迷。

槐花：

痔疮的克星，止血的良药

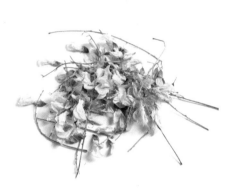

槐花的入药部位为豆科槐属植物槐（又称"国槐"）的干燥花及花蕾，多为生用、炒黄或炒炭用。它有凉血止血、清肝泻火的功效。现代药理研究认为，槐花有止血、抗炎、抗病原微生物、调节心血管功能、调节血脂、解痉等作用。

　　每年的四五月份，有槐树的地方，周围的空气里就会洋溢着槐花的丝丝甜香。五月开花的其实是洋槐，又叫刺槐，是豆科刺槐属植物。洋槐的花可做成各种美食，如香喷喷的槐花麦饭，色

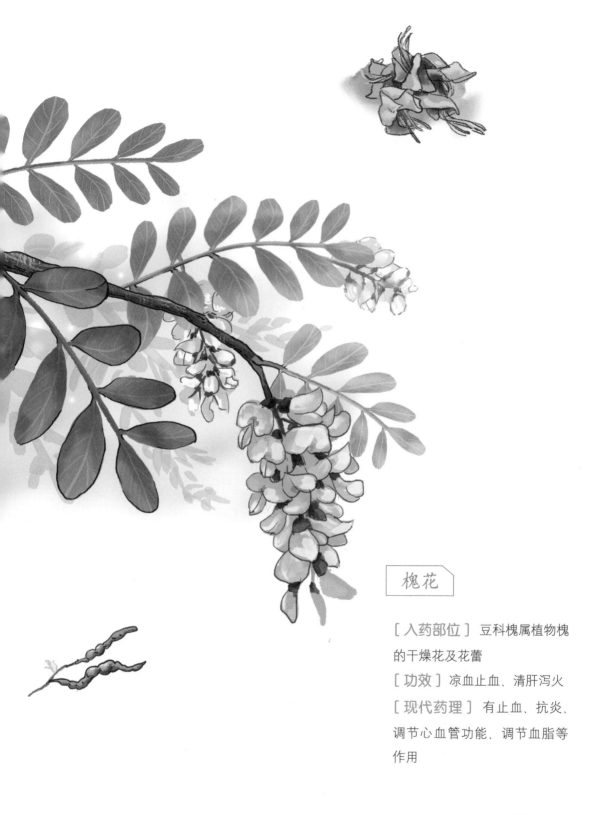

槐花

[入药部位] 豆科槐属植物槐的干燥花及花蕾

[功效] 凉血止血、清肝泻火

[现代药理] 有止血、抗炎、调节心血管功能、调节血脂等作用

39

香味俱全的槐花炒鸡蛋，还可以做饭团、饺子、凉拌菜、熬粥等。而中药槐花指的是国槐花，国槐一般在七月开花，口感微苦，很少食用。

槐花有"痔疮的天然克星"之美誉。用槐花泡水，适当加一点蜂蜜饮用，对痔疮出血、肛裂等症有很好的疗效。另外，由肝火引起的头痛、头胀、眩晕等，也可以用槐花煎汤代茶饮来治疗。

虽然槐花用处很多，但是也需要注意，脾胃虚寒及阴虚发热而无实火的人慎用。另外，如果食用后有过敏反应，出现发热，颜面、颈及四肢潮红等症状，不要再食用。

古时候，槐花是吉祥、富贵的象征。如果一个人伤了槐树，他可能要受到惩罚。关于槐树，相传有这样一个故事。

春秋时期，齐国的君主齐景公非常喜欢槐树，在他的庭院以及门口都栽有槐树。为了保护槐树不被伤害，齐景公特意派卫士守护槐树，并制定了"犯槐者刑，伤槐者死"的法令。

老百姓对槐树避之不及，唯恐碰伤了槐树。一天，一名喝醉酒的男子迷迷糊糊地不小心撞到了槐树。卫士立即抓住男子，将他关进了大牢。

男子的女儿非常着急，找到上大夫晏子哭诉："君主虽然颁布了伤槐的法令，但是我父亲醉后无意碰撞了槐树，现在君主要给我父亲定罪，我感到不服。我听说贤明的君主不随意增加刑罚，更不会因个人的喜好而制定损害国家、伤害老百姓的法令。现在君主因为一棵槐树将我的父亲关进大牢，这么做合理吗？"

晏子了解了事情的原委后，第二天上早朝时，就向齐景公谏言："触碰槐树的人要受处罚，伤害槐树的人要被处死。这种按个人的喜好制定法令的做法，是对百姓严重的残害啊！您是国家的君主，应该将您的德行、善行在百姓面前显现才对啊！"

齐景公认为晏子说的没错，可是心里犯难，如此怎么保护槐树呢？晏子说："君主废除了这条法令，显示了君主的仁德，百姓对君主只会更加爱戴，怎么还会伤害槐树呢？"

齐景公点点头，当即下令废除了伤槐的法令。之后槐树受到大规模伤害了吗？答案是否定的。百姓也喜欢上了槐树，还常在路边、门前栽种槐树。

野菊花：

顽强生长的花，清热解毒的药

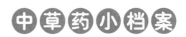

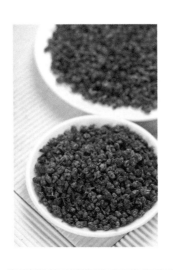

野菊花的入药部位为菊科植物野菊的头状花序，气芳香，味微苦，多为生用。它有清热解毒、泻火平肝的功效。现代药理研究认为，野菊花有抑菌、抗炎、降血压的作用。

野菊花非常常见，一般生长在山坡、沟渠以及路边。它的花很小，有点像怒放的小型向日葵。它不需要精心护理，就能够在恶劣的环境中顽强地生长。

有人用野菊花泡茶，有人用它做凉拌菜。野菊花还有很好的养生保健作用，不仅可以降血压，而且对金黄色葡萄球菌、白喉杆菌、痢疾杆菌、流感病毒、疱疹病毒等均有抑制作用。

在现代医疗中，野菊花被广泛使用，含有野菊花成分的栓剂、胶囊剂、颗粒剂等疗效好，非常受患者的欢迎。

野菊花和菊花，无论是头状花序的外形，还是药效，都很相似。然而它们名字上的一字之差，使得它们受到的"待遇"完全不一样。在很多人心目中，菊花是名花，而野菊花只是一种野花。

从前有一位李员外，他非常喜欢花花草草，在庭院里栽种了很多种类的花。他的儿子李朗也喜欢花，但不同的是，李员外喜欢名贵的花，而李朗比较随性，在野外遇见喜欢的花，便带回来栽种到院子里。

这天，李朗在外游玩时，看见野菊花便喜欢上了，将它带回来准备栽种在院子里。李员外一脸嫌弃，对儿子说："这种野花你也看得上。"李朗满不在乎地说："我喜欢。"

李员外觉得这种野花不配种在好位置，墙角的地方还空着，就对儿子说："你把它种在墙角吧。"

李员外的院子里有菊花、牡丹、芍药、百合、玫瑰、茉莉等，都种在最好的位置，浇水、施肥，照顾得很细心。可对野菊花，李员外装作没看见，随它自由生长。李朗虽然喜欢野菊花，但也没有对它多加照顾，几乎是不管不顾。

春天，满院子的花竞相开放，争奇斗艳；夏天，茉莉、百合花开朵朵，香飘盛夏；秋天，百花凋零，院子里唯有菊花怒放。李员外钟爱菊花，不由大为赞赏。李朗说："还有一花，墙角的野菊花也开得正艳。"李员外又是一脸鄙视。

过了一些时日，李员外出现了全身发热、喉咙肿痛等病症。李员外略通医术，认为满院子的花草大多可以用作药材，比如玫瑰花可以行气解郁，百合的肉质鳞叶可以养心安神，牡丹花的根能清热凉血等。

李员外如数家珍，最后决定用菊花，因为菊花能散风清热。可是李朗却认为菊花不一定有效。李员外没好气地问："那该用什么？"李朗说："我认为该用野菊花。菊花是解表药，其清热解毒、消散痈肿之力不及野菊花。"

李员外虽然认为李朗说的有一定道理，但是仍用了菊花，结

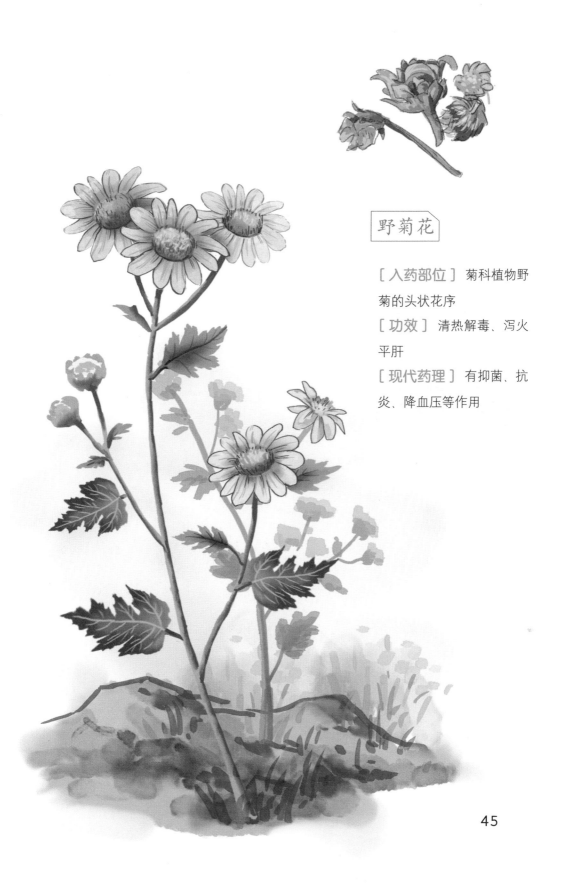

野菊花

[入药部位] 菊科植物野菊的头状花序

[功效] 清热解毒、泻火平肝

[现代药理] 有抑菌、抗炎、降血压等作用

45

果正如李朗所言，效果不明显。他不得已改用了野菊花，过了一些时日，身体明显恢复。李员外看着墙角一朵朵黄色的小花，感叹道："这野菊花还真不赖。"

李朗趁机说："野菊花不如其他花名贵，但它也是一种良药，您应该平等对待啊！"

李员外觉得有理，此后不再鄙视野菊花。

知识小链接

泻火　中医术语。"泻"有清泻、排出、消除的含义。中医的"上火"和西医的炎症有联系，但不能等同。中医的"火"有三层意思：（1）维持人的正常生理活动的动力，是人体生长发育、繁殖后代的能量，即生命活力；（2）过于旺盛的火，是病理的火；（3）外来的病因。泻火指清泻邪火实热的一种中医治法。

百合：
养阴润肺的花中良药

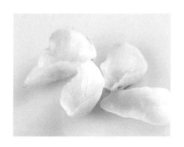

百合的入药部位为百合科植物卷丹、百合或细叶百合的干燥肉质鳞叶，多为生用或蜜炙用。它有养阴润肺、清心安神的功效，主要用于治疗阴虚燥咳、劳嗽咯血、虚烦惊悸、失眠多梦、精神恍惚。现代药理研究认为，百合有镇咳、祛痰、镇静、抑菌、抗缺氧、抗疲劳、提高免疫功能等作用。

百合花很美，它洁白、高贵，深受人们喜爱，甚至有国家将百合定为国花。

百合花的肉质鳞叶是常用食材，营养丰富，老少皆宜，是滋补食疗的上品。百合的食用方法多种多样，可生吃，可打成粉冲服，还可以做成各种菜肴，成为餐桌上的一道特色菜。

百合药食两用，它可以养阴润肺，减轻燥邪对机体的伤害，特别是对阴虚燥咳、劳嗽咯血能发挥很好的疗效。

"百合"这个名字是怎么来的呢？有这样一种说法：我们食用的是百合的肉质鳞叶。这种植物的鳞茎由许多白色鳞片层环抱而成，其形状有点像莲花合在一起，因此有"百年好合"的寓意，简称百合。

关于百合，有这样一个故事。

相传在很久以前，有一个村寨发生了战乱。一位名叫小秀的姑娘正在病中，她的父亲外出还没有回来，听说要打仗，她心中很焦急。她的嫂子过来拉着小秀就走，说先躲避战乱再说。小秀不得已，只好随着大伙跑进了山里，躲在山洞中。

大伙藏在一个闷热的山洞中担惊受怕。小秀的病情也有加重之势，不仅经常咳嗽，还出现了心悸的症状。山洞中有一位老郎中看见后，拿出几颗药丸给小秀吃。她服下药丸，病情暂时稳定了。

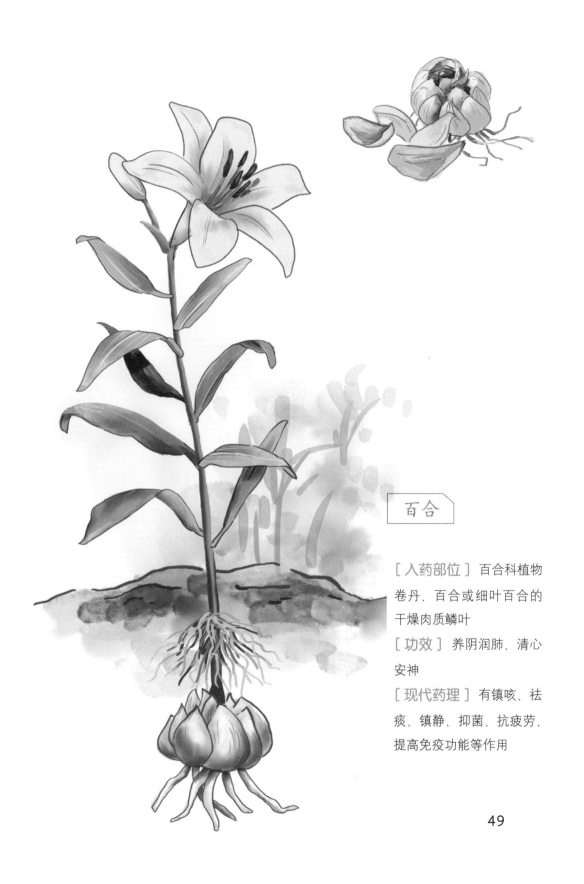

百合

［入药部位］百合科植物
卷丹、百合或细叶百合的
干燥肉质鳞叶
［功效］ 养阴润肺、清心
安神
［现代药理］ 有镇咳、祛
痰、镇静、抑菌、抗疲劳、
提高免疫功能等作用

49

过了几日，大伙发现带来的干粮快吃光了，而且不少妇女和孩子也出现了心烦、咳嗽的症状。老郎中又拿出药丸给大家分服，但很快药丸就用完了。大伙只能先在山中挖野菜和野果充饥，再寻良药。

小秀跟着大嫂外出寻找能吃的东西。当她们来到一块坡地时，闻到一股浓郁的香味，只见不远处有一种植物开着白色花朵，叶子青翠娟秀，如玉雕一般。

小秀非常喜欢，想把这种植物挖出来带回去，挖开后发现，这种植物长着像大蒜头一样的鳞茎。她洗净植物鳞茎后，发现它的鳞叶有点像莲花瓣，肉质肥厚。她尝了一下，虽微微有点苦，但可以食用。她高兴地回到山洞中将自己的发现告诉了大伙。于是，大伙都去挖这种植物吃。

过了一段时间，村寨里的战乱平息了，村民回到寨子里，他们个个脸色红润，而之前咳嗽的病人也好了。这让老郎中大惑不解，前两天生病的人，现在怎么看起来像没事似的。

老郎中认为，大家就是因为吃了那种像大蒜的东西病情才有所好转的，它很可能是一种药物。老郎中查阅大量医书后发现，这种植物叫百合，是一种良药。

小秀回家后，父亲也回来了。她非常高兴，将百合种植在自家地里，并用百合做出各种美食，受到人们的欢迎。

可是大嫂发现，小秀用的百合到老郎中那里居然成了中药材。原来老郎中知道百合具有润肺止咳、清心安神的功效后，将百合蜜炙或干燥后跟其他药材配伍使用。

那么，小秀和老郎中谁做得对呢？大嫂很迷惑，老郎中说："这是药食两用的食材具备的双重属性呀。"

知 识 小 链 接

养阴 中医术语。"养"有滋补、滋养的含义，阴、阳代表事物相互对立又相互关联的两个方面。人体如果出现阴虚，主要表现为五心烦热、潮热盗汗、舌红少苔、眼睛干涩、眩晕、耳鸣等症状。养阴一般指补阴，可以理解为用补阴药物治疗阴虚证的方法。

丹皮：

花王的根皮，清热的良药

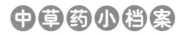中草药小档案

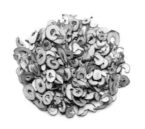

丹皮是毛茛科植物牡丹的干燥根皮，皮厚，切面粉白色，气芳香，多为生用或酒炙用。丹皮有清热凉血、活血化瘀的功效。现代药理研究认为，丹皮有解热、镇静、抗惊厥、抑菌、抑制血小板聚集、抗血栓、镇痛、抗过敏等作用。

说到"花中之王"，很多人立即会想到牡丹。牡丹气质高雅，让人有一种高贵圣洁、不可侵犯的感觉。

牡丹花的根皮是我们常用的中药材丹皮，可以用作保健品。人们还喜欢用丹皮跟其他食材搭配，做成茶饮、粥膳，用于保健

养生。

丹皮药用居多，经常跟其他药材搭配使用。它能清热凉血，如大黄丹皮汤，主治湿热瘀滞的肠痈①初起；它还有活血化瘀的功效，如丹皮散，主治跌扑闪挫伤损等。

关于丹皮，有这样一个故事。

从前，苏州虎丘山下有一位织绸好手，名叫刘春。据说，不管什么图案，只要她见过就能织出来。

一年，刘春的丈夫章生病了，出现心烦不安、失眠易爆、发斑等症状。刘春心急，赶紧去请隔壁的郎中来医治。

郎中平素和刘春家关系很好。他检查章生的身体后，坦言道："章生患的是热症，热已入血，要治这病需一大笔医药费。"刘春一脸愁容，他们家很难拿出大笔医药费。

这时，知府派人来找刘春。知府因要嫁女，正筹办嫁妆，需十床24条丝嵌金被面，上面的花样要求是牡丹。

这本是一件好事，工钱正好可以解刘春的燃眉之急。可是刘春没有见过牡丹花，该如何织呢？

---

① 中医病名。相当于现代医学中的急性阑尾炎。

郎中走过来悄声说："你先接下这份活儿，然后对知府的家人说，需要送十盆牡丹花过来对着织。"

知府听了以后，觉得这个要求不过分。对着牡丹织，确实会更加生动逼真。于是知府答应了刘春的要求，送了十盆开得正艳的牡丹到刘春家。

刘春十分高兴，等牡丹花搬进家以后，便开始夜以继日地赶工。

郎中看到屋里怒放的牡丹，说："你也不用再为医药费发愁了。"

刘春说："我把这些活儿干完，自然就有钱买药了。"

郎中指着牡丹说："你屋里的牡丹就是药啊！"

刘春不知道郎中所说何意，这一朵朵娇艳的牡丹花如何变成药了？只见郎中挖出一盆牡丹的根，迅速洗净，切成薄片，然后将其放到院子里晾晒。

过了两日，郎中拿来晾晒好的牡丹根皮，说："用这个煎煮后给你丈夫服用，保证管用。"

刘春心中虽有疑问，但还是按照郎中说的做了。三日后，丈

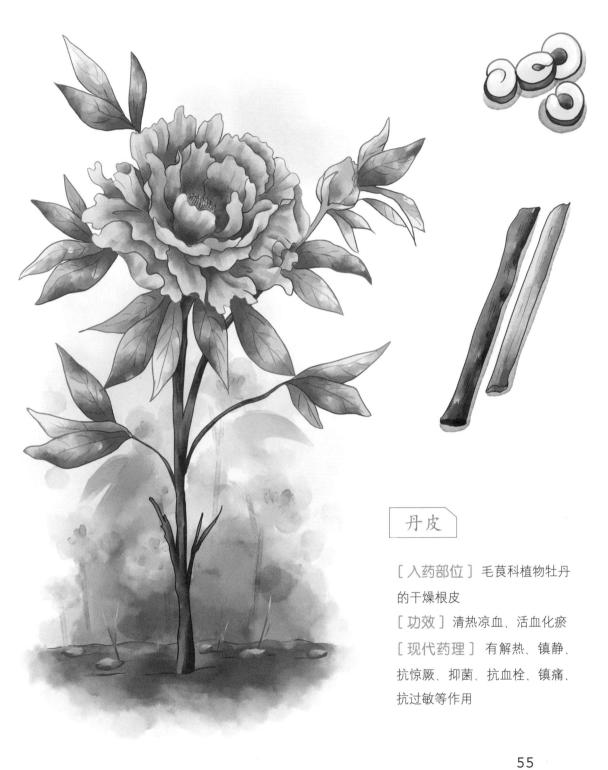

丹皮

［入药部位］毛茛科植物牡丹
的干燥根皮
［功效］清热凉血、活血化瘀
［现代药理］有解热、镇静、
抗惊厥、抑菌、抗血栓、镇痛、
抗过敏等作用

55

夫的病情明显缓解。

又过了几日，刘春的织品已经全部完工。被面上的牡丹织得绚丽夺目、栩栩如生。知府看了被面十分满意，不住地夸她手艺好。

刘春不仅收到了工钱，丈夫的病也好了，真是一举两得，皆大欢喜呀！

知识小链接

热证　中医术语。热证是机体阳气偏盛或感受热邪所表现出的症候。通俗地说，热证指人体受到外界刺激，或机体阴阳失衡，引起发热、口渴、便秘、烦躁等一系列反应。

冬瓜皮：
为身体减负的利尿消肿药

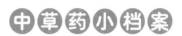

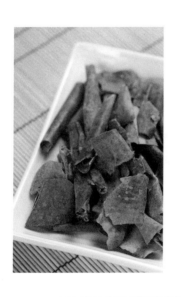

冬瓜皮的入药部位是葫芦科植物冬瓜的干燥外层瓜皮。它有利尿、消肿的功效，可用于水肿胀满、小便不利、暑热口渴、小便短赤等症。现代药理研究认为，冬瓜皮有利尿、抗过敏、抗菌、降血糖等作用。

冬瓜是一种常见的蔬菜，口感清爽嫩滑，可做成各种美味的菜肴，是我们常备的家常菜。

有很多人对冬瓜的名字产生过质疑，叫冬瓜，是不是冬天才

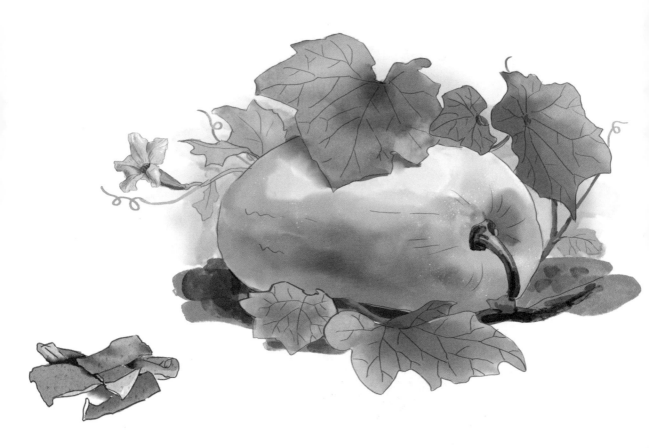

冬瓜皮

［入药部位］葫芦科植物冬瓜的干燥外层瓜皮

［功效］利尿、消肿

［现代药理］有利尿、抗过敏、抗菌、降血糖等作用

有的瓜呢？其实，冬瓜成熟的季节是夏秋季，之所以叫它冬瓜，是因为瓜皮表面有一层白粉状的东西，很像冬天里的白霜，因此而得名。

我们吃冬瓜时，通常会把皮削掉，其实冬瓜皮是一种常用的中药。

说起冬瓜和冬瓜皮，不得不说唐朝诗人张祜，他有"海内名士"的美誉。他的诗《宫词二首·其一》曰："故国三千里，深宫二十年。一声何满子，双泪落君前。"这首诗歌打动了千万人，宫中唱曲的无人不会。

张祜的小名叫冬瓜，据说他出生时，他的母亲梦见了大冬瓜，所以就以此作为他的乳名。

张祜在唐朝算是杰出人物，然而怀才不遇，一生未得朝廷重用。他曾有一次出仕的机会，节度使令狐楚见他文采斐然，亲自起草奏章举荐张祜，并把张祜的三百首诗献给了朝廷。

令狐楚在奏章里说：张祜多年流落江湖，但精于诗赋。他钻研深入、用心良苦，搜求意象、功力很深，受到同辈诗人推崇，诗赋风格罕有人比。

皇帝看了以后，将久负盛名的元稹召来，问他张祜的诗写得如何。元稹看了推荐书，心中颇为不快，说："张祜的诗乃雕虫小技，大丈夫不会像他那么写。"

皇帝听了，就将这事搁置了。

当时，张祜已经来到京城，意气风发，满心抱负，被元稹这样一说，顿时错失了机会。

元稹身居高位，恰好又掌管科举考试。张祜无奈，心中郁郁地回到了家乡。回家不久，他就出现了腹部肿胀、小便量少且颜色深黄的症状。

晚上，张祜躺在床上休息，看见妻子在削冬瓜。他感到奇怪的是，平日里妻子会把冬瓜皮扔掉，而这一次妻子却说要将它熬成汤给自己喝。

张祜生气地说："元稹不喜欢我也就罢了，怎么你也来气我？知道我小名叫冬瓜，你在我面前削冬瓜，还让我喝冬瓜皮汤。"

妻子笑道："我是要给你减负。"

张祜听得莫名其妙，但出于对妻子的信任，还是喝下了冬瓜皮汤。一连几天，他都喝这种汤水。在此期间，他的尿量明显增多，腹部肿胀也减轻了。他这才明白，妻子说的减负是减轻他身体的负担。

身体轻松了，张祜心中忧愁的事也渐渐放下。不做官又如何？他乐得逍遥自在。后来，杜牧有诗云："谁人得似张公子，千首诗轻万户侯。"这句诗是赞美张祜，羡慕他无官一身轻，尽管身着布衣，也一样作诗，保持心情愉快。

西瓜霜:

治咽喉肿痛的良药

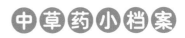
中草药小档案

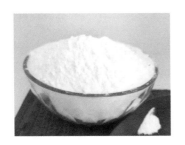

西瓜霜是葫芦科植物西瓜的成熟新鲜果实与皮硝一起经加工制成,以色白、呈结晶性粉末者为佳。

西瓜霜有清音利咽、消肿止痛的功效。现代药理研究认为,它有抗菌、抗炎和局部镇痛的作用。

炎炎夏日是吃西瓜的好时节,西瓜不但物美价廉,还能生津止渴,因此深受人们的喜爱。

西瓜切开放置过久后容易滋生病菌,不宜再食用,吃了会引起胃肠不适。

西瓜除食用外,其药用价值非常高,清暑解渴效果甚佳,因此有"天然白虎汤^①"之称。凡暑热及温热病、热盛伤津、小便不利的患者食用后，都能极大地改善病情。而西瓜霜具有清热泻火、消肿止痛的功效，是家庭常备药。

西瓜霜含有7种人体必需的氨基酸，是治疗咽喉肿痛、喉痹、口疮的佳品。但是过敏体质者慎用，在用药期间不宜同时服用滋补性中药，忌烟酒及辛辣、鱼腥类的食物。

在古代很长一段时间西瓜只是小范围种植，那时西瓜非常罕见。我们普通人今天能吃到西瓜，多亏一个叫洪皓的宋朝人。

洪皓被后人誉为"宋朝的苏武"，他极具才华，为官清正廉明，为百姓做了很多好事。然而金兵南侵，宋军节节败退，国破家亡，百姓流离失所。

赵构在南京继位，建立南宋后，洪皓以礼部尚书的身份出使金国，希望求得宋金和平，迎回被掳的徽宗、钦宗二帝。金人否决了他的提议，但金国的皇帝见洪皓很有才华，便想让他在金国为官，遭到洪皓的断然拒绝。金人恼羞成怒，将他流放到冷山。

---

① 白虎汤，中医方剂名，最早记载于张仲景的《伤寒杂病论》。白虎汤被历代中医奉为解热退热的经典名方。

洪皓坚贞不屈，受尽磨难与屈辱，15 年后才得以回归南宋。

被困金国期间，洪皓很留意那里的风土人情，见金国的大西瓜非常好吃，便悄悄地带回了西瓜种子。西瓜最开始种植于皇家特供的菜园中，后普及开来，在全国各地栽种，非常受百姓欢迎。

这种清爽解渴、甘甜多汁的大西瓜，怎么又变成药了呢？清代时，有一位著名的郎中叫顾世澄。他游历到广西时，偶然听到当地人说西瓜霜能治疗咽喉肿痛、口舌生疮等病症，他很感兴趣，对西瓜霜进行了深入研究。

顾世澄认为咽喉口齿诸病皆为有"火"，因此"去火"便是对症治疗的方法，而西瓜霜能清热泻火、消肿止痛。那么，如何才能得到西瓜霜呢？顾世澄在新鲜的西瓜中放入皮硝，用这种方法将霜"憋"出来。

顾世澄成功了，服用西瓜霜后，冒火的嗓子不疼了，喉咙感到很舒服。顾世澄非常高兴，将制霜方法写进自己的医学著作《疡医大全》中。

但是这种方法无法量产，新中国成立后，一位叫邹节明的药

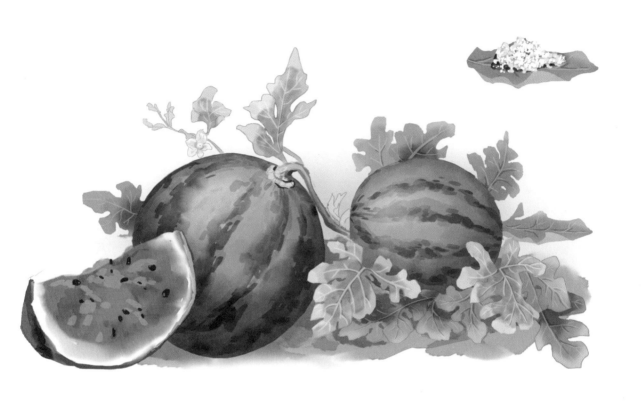

西瓜霜

[入药部位] 葫芦科植物西瓜的成熟新
鲜果实与皮硝一起经加工制成

[功效] 清音利咽、消肿止痛

[现代药理] 有抗菌、抗炎，以及局部
镇痛等作用

学家，花了 8 年时间，将顾世澄留存给后人的制西瓜霜的方法成功改良，并开始了规模化生产。现如今，西瓜已是大众喜闻乐见的时令水果，而以西瓜霜为主要成份的西瓜霜润喉片几乎是家家都用过的药物。

知识小链接

顾世澄　清代医学家，医术精湛，以治疡科著称，著有《疡医大全》。《疡医大全》共 40 卷，汇集了自《内经》以来历代外科著述，并附以顾氏按语及经验方药。《疡医大全》内容丰富，是清代重要的外科著作，具有很高的文献价值和临床参考价值。

南瓜子:

能杀虫的种子

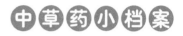

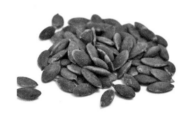

南瓜子的入药部位为葫芦科植物南瓜的种子，色黄白，气微香，味微甘，多以研粉生用。它有杀虫的功效。现代药理研究认为，南瓜子对牛肉绦虫或猪肉绦虫的中段和后段节片均有麻痹作用，对血吸虫幼虫有抑制和杀灭作用。

南瓜深受人们喜欢，不仅价廉物美，而且营养价值很高，含有多糖、类胡萝卜素、果胶等物质。它不仅是一种蔬菜，在特殊时期，也可当作主食。

南瓜可蒸煮炸炒，还可做成甜饼，或是和大米一起熬成南瓜粥，都非常美味。食用南瓜有益人体健康，有保护胃黏膜、降低癌症风险的功效。

南瓜里外都是宝，南瓜子经过炒制又香又脆，是人们爱不释手的零食。南瓜子也是常用的中药，可以杀虫，主要用于治疗绦虫病，也可以用于治疗血吸虫病，但需较大剂量，并长期服用。

在民俗中，黄色是吉祥、尊贵的颜色，代表着福气。成熟的南瓜表皮金黄，口感甜蜜，因此南瓜也有生活幸福的寓意。在民间，还流传着这样一个与南瓜有关的有趣故事。

从前，有一个叫张艺堂的孩子，聪明好学，想拜当地的大学问家丁敬身为师，然而家中贫困，他无法凑足学费。眼看邻居家的孩子都背着书包去上学，他心中焦急。有一天，他走出门外，忽见一片金黄，顿时有了主意。

张艺堂来到学堂，大家都感到诧异，怎么他也来了？只见张艺堂背着一个大书包，来到先生面前，用力地从书包中往外挤着什么，不一会儿居然挤出两个圆滚滚的大南瓜。丁先生瞬间愣住，周围的学生也哈哈大笑起来。

张艺堂毕竟年纪小，被人嘲笑有些下不来台，怯怯地说南瓜是送给丁先生的。

丁先生听后也笑了起来，顿时明白了他的意思，故意问张艺堂为什么要送南瓜给他。

张艺堂低着头说家里的南瓜丰收了，把南瓜带过来，一来是想让先生尝尝鲜，二来是自己的一点心意，想借此表达对先生的崇拜之情。

丁先生笑着问他崇拜自己什么。

张艺堂看到丁先生笑了，松了一口气说："崇拜您有学问，希望有一天我也能成为像先生一样的人。"

丁先生听后哈哈大笑，说这南瓜并不是稀罕之物，但这份祝福却非常珍贵。他当即收下南瓜，也收下了张艺堂这个学生。

吃饭的时间到了，丁先生为学生们准备了别致的晚餐。餐桌上摆放的一碗碗金黄色的米饭，看着让人食欲大增。凑近仔细一瞧，这不就是南瓜饭吗？吃上一碗，味道甘甜，学生们不停地称赞。

可那些富家子弟吃了两次南瓜饭就不吃了，抗议说没有肉就不吃饭。丁先生也认为从营养均衡的角度，确实应该补充一些肉食，于是让厨师准备了一些肉。学生们很高兴，争先恐后地抢着吃。

几天以后，有的同学出现了肛门部皮肤瘙痒、上腹部隐隐疼痛、全身乏力、磨牙、失眠等症状。

丁先生一看不好，吩咐人去请郎中。这时，张艺堂说："我有办法治疗。"丁先生有些吃惊，问："你有什么办法？"

只见张艺堂找了一把新鲜的南瓜子，研碎以后，加水、冰糖调匀，给空腹的同学服用。一连几日后，患病的同学排出很多绦虫。

绦虫是怎么进入人体的呢？原来，猪、牛是绦虫的中间宿主，人吃了生的或半生的猪肉、牛肉后，就可能被感染，而空腹吃南瓜子对治疗绦虫病效果很好。

这个勤奋好学的穷孩子，最后让同学们彻底信服。丁先生也非常喜欢张艺堂，允许他以后的学费都以南瓜代替。

张艺堂送南瓜，并用南瓜子治病的事很快被传开。人们在吃南瓜饭、嗑南瓜子时，都会说起张艺堂。

有人说送南瓜当学费匪夷所思，但难能可贵的是那份情意与

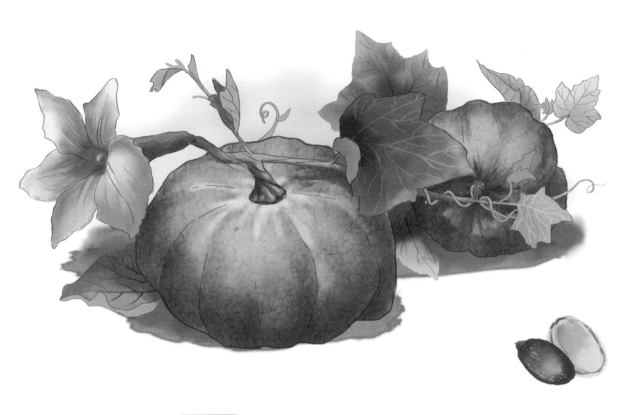

南瓜子

[入药部位] 葫芦科植物南瓜的种子

[功效] 杀虫

[现代药理] 对牛肉绦虫或猪肉绦虫的
中段和后段节片均有麻痹作用，对血吸
虫幼虫有抑制和杀灭作用

真诚。也有人说，正是张艺堂的聪明和渴望读书的诚心，深深打动了丁先生，这才让他争取到了读书的机会。还有的人觉得张艺堂这个办法很好，开始效仿张艺堂给长者或亲朋好友送南瓜，以表达尊敬。后来，送的人多了，逐渐变成了南瓜礼。这种礼仪，不仅传递着丰收的喜悦，而且表达了一种尊敬和祝福。

木瓜：

舒筋活络的"百益之果"

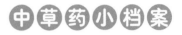
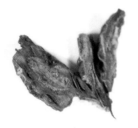

木瓜的入药部位为蔷薇科植物贴梗海棠的干燥近成熟果实，多为生用。它有舒筋活络、化湿和中、生津开胃的功效。现代药理研究认为，木瓜有抗炎、镇痛、保肝、抑菌等作用。

我们在超市里常见的水果木瓜，又叫番木瓜，是番木瓜科番木瓜属的植物，它的成熟果实木瓜是一种热带水果，香甜可口、营养丰富，大人小孩都喜欢吃。而中药木瓜又名川木瓜，是蔷薇科木瓜属植物。木瓜富含蛋白质、脂肪、维生素 C、胡萝卜素等营养物质，可以滋补身体。吃木瓜还能让人胃口大开，神清气

木瓜	［入药部位］蔷薇科植物贴梗海棠的干燥近成熟果实
	［功效］舒筋活络、化湿和中、生津开胃
	［现代药理］有抗炎、镇痛、保肝、抑菌等作用

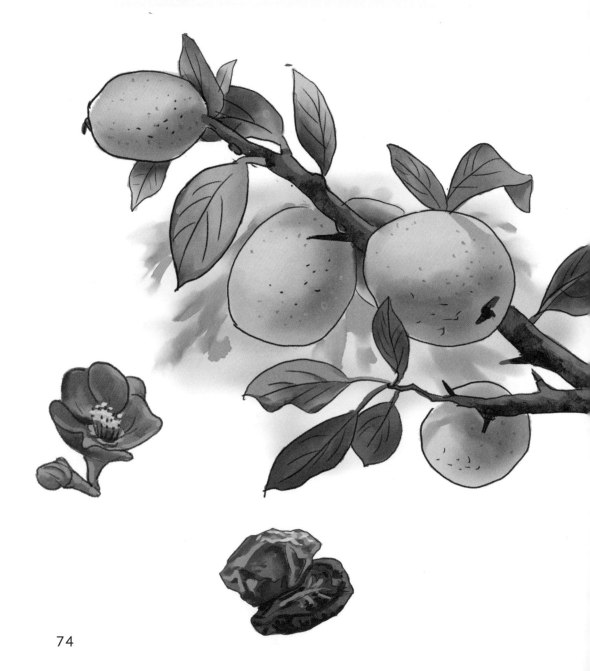

爽，因此木瓜有"百益之果"的称号。

中药木瓜的药用价值很高，不仅能健脾消食、生津开胃，还能解酒毒。对于热病烦渴、清胃热止渴或慢性酒精中毒等，都有一定的治疗作用。

关于木瓜，有这样一个传奇故事。

高俅是北宋时期的一个大奸臣，为世人所不齿。他最开始是苏轼的书童，苏轼被贬离开京城后，高俅被推荐到端王府做仆人。由于蹴鞠技术高超，他得到端王的赏识。蹴鞠类似现在的足球，端王很喜欢这种运动。

后来，端王当上大宋的皇帝，高俅更是对皇帝百般讨好。高俅虽没有什么功绩，却时来运转当上了太尉。

高俅是个孝子，每到年末，他都要去探望母亲。他的母亲肠胃不好，腰膝关节总是酸重疼痛。他问御医有什么好药可以治，御医推荐使用木瓜。因此，高俅每次去见母亲都会带一些木瓜。

高母收到木瓜也很喜欢，但由于江潮涨落，江水泛过码头，造成路面泥泞，高俅运送木瓜十分不便。为了方便运送木瓜，高俅出资修了一条路，用青石板铺成，从江边一直铺到高家门口。

这条路逐渐发展成了一条繁华的街道。百姓为了感恩，便为这条街取名为"高资街"。高俅的家人听到后，觉得很有面子，而高俅更是扬扬得意。

可是高俅在太尉的位置上大肆贪污受贿，弄虚作假。他统领的禁军对他怨声载道，军队里人心涣散。

金兵灭辽国后，入侵北宋，守卫京都的禁军一哄而散。高俅身为军事高官却不思抵抗，反而和宋徽宗一路南逃，给国家和人民带来了巨大的灾难。

高母闻知时，正巧高俅派人送来一筐木瓜。她悲愤交加，国家都要灭亡了，要一筐木瓜有何用？于是她扔掉儿子送来的木瓜，并令家人不许捡回来。百姓痛恨高俅贪权害国，背后对他谩骂不止，高俅的家人也觉得羞愧难当。

高俅后来病死在开封，虽然他得了善终，却遭到世人的唾弃。

如今，高俅的老家有两棵年代久远的木瓜树，枝繁叶茂，年年开花结果。有人闲聊时说这两棵木瓜树就长在当年高母扔木瓜的地方。

桃仁：

活血祛瘀的果仁

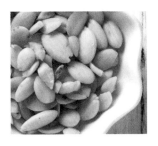

桃仁的入药部位为蔷薇科植物桃或山桃的干燥成熟种子，多为生用。它有活血祛瘀、润肠通便、止咳平喘的功效。现代药理研究认为，桃仁有增加脑血流量、降低血管阻力、镇痛、抗炎、抗菌、抗过敏等作用。

桃子享有"天下第一果"的美誉，含有蛋白质、脂肪、碳水化合物、钙、磷、铁、胡萝卜素、维生素 B_2 等营养物质，有益人体健康。桃子肉质鲜美，香甜可口，大人小孩都喜欢。

很多人吃完桃子会将桃核扔掉，其实桃核里的桃仁是一味活血、通便、止咳的良药。很多人喜欢用桃仁与其他食材一起做成汤剂、粥膳，能起到很好的保健养生作用。

医生的职责就是治病救人。在动物世界里，也有一些动物能识药，懂得运用中草药来治病。传说有一个猴子送桃仁给人治病的故事。

古时候，有一个果农种了许多桃树，眼看树上的桃子就要成熟了，他特别高兴。谁知，从山上跑来一群猴子，翻进园子里偷桃。果农看到自己辛苦劳动的成果被猴子偷走，自然又气又急。

果农不得已，天天守着桃园，但是猴子非常狡猾，趁着果农略有疏忽，就钻进他的果园偷桃。几天过去，果园里的桃子损失了一半。

果农气得头发都白了，他的妻子怀孕了，需要增加营养，好不容易等到桃子成熟，指望着卖掉桃子给妻子买营养品，没想到却让讨厌的猴子给毁了。

正当果农一筹莫展时，一位富商对他说："不如你抓些猴子卖给我。"

果农正对偷桃的猴子恨得牙根痒痒，听富商这么一说，马上

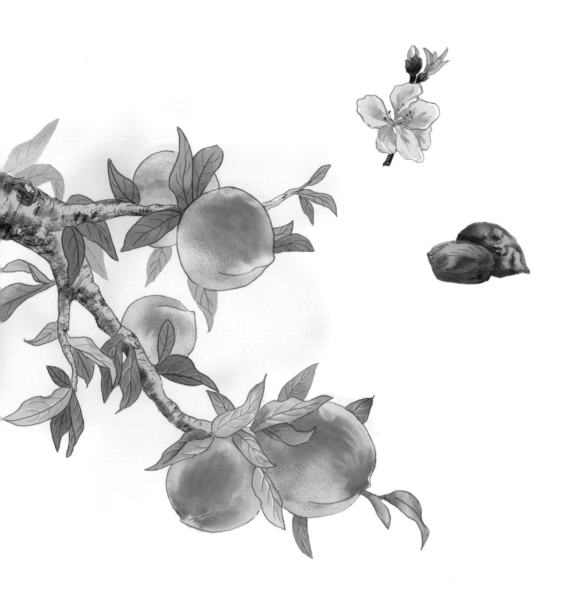

桃仁

［入药部位］蔷薇科植物桃或山桃的干燥
成熟种子

［功效］活血祛瘀、润肠通便、止咳平喘

［现代药理］有镇痛、抗炎、抗菌、抗过
敏等作用

答应了。

果农偷偷地在果园里布下一张网。这天，猴子又来偷桃，见果农不在正高兴，不想却被网罩住了，无论怎么挣扎也无济于事。果农见状兴奋不已，走过来拍着巴掌对猴子说："这下看你还敢不敢再来偷桃子！"

猴子很委屈，瞪着水汪汪的眼睛，楚楚可怜地看着果农，嘴里发出"吱吱"的叫声。

第二天，富商过来收猴子。果农不经意地问了一句："你要猴子有什么用吗？"

富商坦诚地说道："我想吃猴脑。"

果农听了心里一紧。这时他的妻子闻声赶来，说道："这猴子不能卖。"

果农虽然也恨猴子，但他是一个心地善良的人。他想到富商买猴子回去是为了吃猴脑，觉得特别残忍。他犹豫了一下，下定了决心，这猴子不能卖！

果农拒绝了富商，打开笼子把猴子放了出来。猴子出来后，纵身一跃跳到树上，很快就逃走了，之后很长一段时间再也没有猴子来偷桃。

不久，果农的妻子生下一个大胖小子，果农非常高兴，然而妻子自从生产后总是腹痛不止，整夜没法入睡。果农没钱请郎中，只能眼睁睁地看着妻子遭受病痛的折磨。

一日，果农在院子里看见猴子又来了，他吓得拿起扫帚，一边驱赶猴子，一边喝道："上次饶了你，怎么又跑回来偷桃子？"

猴子跳开后没有逃走，而是伸出手掌，它的手心里是一颗颗桃仁。果农不明白怎么回事，猴子指了指他的妻子，又示意喝水饮用。这下果农明白它的意思了，猴子是让他将桃仁煎水给妻子服用。

果农拿起桃仁，决定试一试。果不其然，服用桃仁汤后，妻子的病情明显改善，腹痛也得到了缓解。

这时，果农才明白：这猴子不仅通人性，而且懂医术，它是来报恩的。

后来果农的儿子渐渐长大，猴子经常来到桃园，成了孩子的玩伴。桃子成熟后，果农清点时发觉又少了。不过这一次果农没有驱赶猴子，因为他知道：猴子偷桃吃是它的天性啊！

活血祛瘀 中医术语。"活血"指疏通凝滞的血脉，使其畅通无阻，"祛瘀"中的"祛"有祛除、消除的含义，"瘀"指瘀血，是常见的一种病理表现。活血祛瘀是中医常用的一种治疗方法，在中医理论指导下，采用中药，达到祛除瘀血、畅通血脉、消散瘀滞、调经止痛的目的。

大枣：

气血双补的"百果之王"

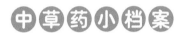

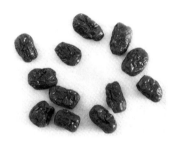

大枣的入药部位为鼠李科植物枣的干燥成熟果实，多为生用。大枣有补中益气、养血安神的功效。

现代药理研究认为，大枣有抗疲劳、促进骨髓造血、增强免疫力、促进钙吸收、延缓衰老、降血压、抗过敏、抗炎和降血脂等作用。

民间有这样一种说法：一日吃仨枣，一辈子不显老。之所以这么说，是因为吃大枣的好处非常多。吃大枣可以补充维生素、软化血管，解毒养肝、补血安神，防止骨质疏松等。因此，大枣被誉为"百果之王"，补血、防病又养生。

大枣有多种吃法，功效也有差异。生吃大枣，有利于营养吸收；干大枣可以熬粥或煲汤，补血效果好，还能安神助眠。

我国古人很早就用大枣来治病。关于大枣，有这样一个故事。

东汉末年，有一个女子白天总会莫名其妙地痛哭，家人开始以为她有什么伤心事，问她缘故，女子说不出缘由，就是突然想哭。家人以为情绪偶尔失态也正常，没有过多理会。谁知女子经常如此，这下可把家人吓坏了。

邻居老妇说，莫非她是惹上"脏东西"了？女子家人一听，也有这样的怀疑。于是，家人请了一位法师。法师在屋子里转了一圈后，十分肯定地说，女子是惹上"脏东西"了。只见法师手拿桃木剑，嘴里"叽叽咕咕"一顿乱语后，说女子身上的"脏东西"已经被他驱走了。

家人对法师千恩万谢，送了不少钱财。法师走后，家人以为女子会恢复健康。不想过了没多久，女子的情绪再次失控，而且比以前更加严重。

这是怎么回事呢？家人再次找到法师。谁知法师叹气说：

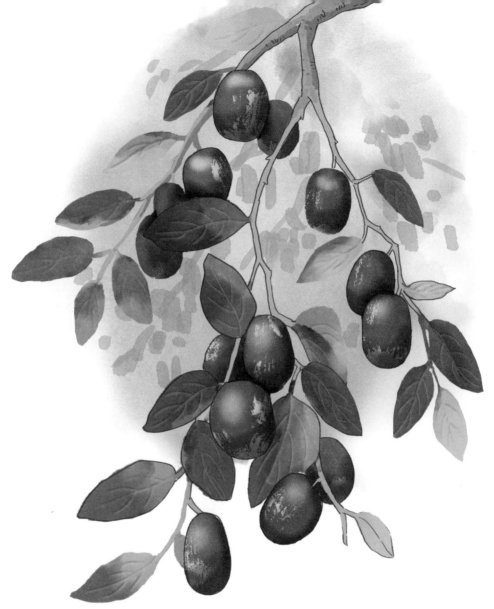

大枣　[入药部位] 鼠李科植物枣的干燥成熟果实

[功效] 补中益气、养血安神

[现代药理] 有抗疲劳、增强免疫力、促进钙吸收、抗过敏、抗炎和降血脂等作用

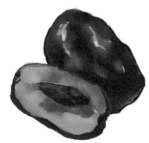

"贫道道行不够，你们还是另请高明吧。"

家人心中悲戚，到哪儿另请高明？女子听说还要请大法师，更是吓得大哭，因为上一次已经把她吓得不轻。家人正在为难之际，恰逢张仲景路过，他听说这户人家闹鬼，于是进来瞧个究竟。家人知道张仲景是名医，心中暗想：或许他会有办法。

张仲景搭脉一查，哑然失笑，哪里是有什么"脏东西"上身，分明是脏躁。

什么是脏躁呢？按照现代说法是一种神经官能症，经常表现为精神抑郁、烦躁不宁、悲忧善哭、喜怒无常等。

家人问用什么方法可以医治，张仲景说用大枣。家人听了连忙问是不是平时吃的大枣，张仲景说正是，另外加小麦和甘草熬汤喝即可。

于是，家人按照张仲景的方子熬汤给女子服用，经过半个月的调理，女子的病情渐渐好转。想到曾请法师作法，家人看着大枣哭笑不得，小小的大枣竟然比"大法师"厉害多了。

荔枝核：
行气止痛的果核

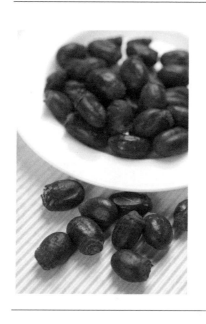

荔枝核的入药部位为无患子科植物荔枝的干燥成熟种子，用时捣碎，多为生用或盐水炙用。它有行气散结、祛寒止痛的功效。现代药理研究认为，荔枝核有降血糖、调血脂、抗氧化、抑制病毒等作用。

　　荔枝是深受大家喜爱的水果，不仅味道甘甜，外形也十分讨喜，一颗颗红彤彤的，去壳后晶莹剔透，好似一件件艺术品。

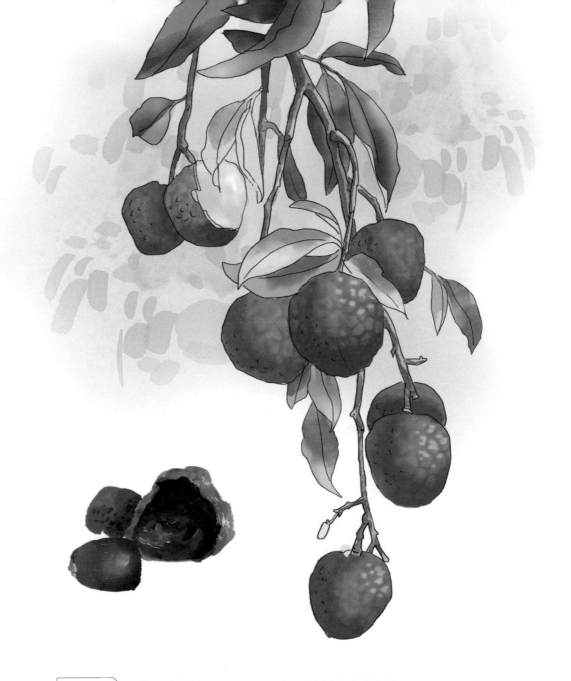

荔枝核　［入药部位］无患子科植物荔枝的干燥成熟种子

［功效］行气散结、祛寒止痛

［现代药理］有降血糖、调血脂、抗氧化、抑制病毒等作用

荔枝有"果中皇后"的美誉，营养丰富，含有糖类、蛋白质、钙、铁、镁等物质，能改善疲劳，补充能量，并且对贫血、心悸也有改善作用。

我们吃完荔枝通常会把核丢掉，其实荔枝核是一味良药，对治疗寒疝腹痛效果非常好。据说，白居易与荔枝有着不解之缘。

白居易是唐代著名的诗人。一天，他正在家里作诗写稿，一位朋友来家里做客，还带来了新鲜的荔枝。两人一边畅谈，一边吃起了荔枝。

荔枝在当时十分难得，再加上甜美可口，白居易不由诗兴大发，挥笔写下了《咏荔》一诗。诗中这样描绘："嚼疑天上味，嗅异世间香。润胜莲生水，鲜逾橘得霜。"在这首诗中，白居易毫不掩饰地表达了对荔枝的喜爱之情。

白居易吃完荔枝肉，见果核也很可爱，就没舍得扔掉。第二天，妻子过来收拾房间，她看见桌子上满是荔枝核，不知道丈夫有何用意，于是就把荔枝核收拾到一起，用白纸包住，放在桌子的一角。

也许是晚上受了凉，第二天白居易出现了肚子痛、全身发冷的症状。妻子知道后，赶紧去请郎中。郎中诊治后说是寒疝。妻子不明白，问寒疝是什么病，郎中说是一种急性腹痛，是由于脾胃虚寒，加上风寒外邪，积聚于腹中所致。

妻子着急地问用什么方法可以治疗。郎中想了一下说："我有一方能治。"妻子让郎中赶紧开方。郎中点头，强调说按照他的方子服药，三天就会好起来。

妻子拿着方子急匆匆去药铺抓药，药铺的伙计用一张白纸将药包好给她。妻子回家后，随手将药放在桌子上。等她备好药罐，取药准备煎煮时，发现桌子上有两包药。

妻子心生疑惑，打开一看，里面包的都是荔枝核。她更奇怪了，这桌子可真神，怎么随手放一包药，又生出一包相同的药来？

妻子坐在那儿仔细想了想，她收拾桌子时用纸包过一包荔枝核，那么另一包是哪儿来的呢？她匆匆来到药铺，问药铺伙计是不是抓错药了。药铺伙计说没错，郎中的药方上写的就是荔枝核。

妻子又去找郎中。郎中说他开的就是荔枝核，因为荔枝核是治疗寒疝腹痛的良药。

妻子松了一口气，放心地将荔枝核放入药罐，煎煮后给白居易服用。几天过去，白居易腹部不痛了，病好了。

这次轮到白居易惊讶了，荔枝非常好吃，荔枝核居然还能治病！于是他将荔枝核推荐给御医，御医经过多次实验，确定了荔枝核的治病效果，并补充在《唐本草》中。

此后，荔枝核成了一种常用中草药，流传下来。

知 识 小 链 接

《唐本草》 又叫《新修本草》，是我国历史上第一部官修药典性本草，被誉为世界上第一部药典。《唐本草》是唐代的本草代表作，对后世医药学的发展影响极大。

石榴皮：

治疗久泻的果皮

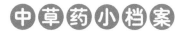

中草药小档案

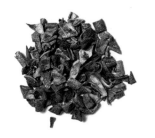

石榴皮的入药部位为石榴科植物石榴的干燥果皮，色红棕，多为生用或炒炭用。它有涩肠止泻、止血、驱虫的功效。现代药理研究认为，石榴皮煎剂有抑菌、抗病毒的作用。此外，石榴皮还有保肝、调节免疫力、抑制胃酸分泌、抗胃溃疡等作用。

初夏时节，石榴花开正旺。红艳艳的石榴花，有着如火一般的热烈，引人驻足痴望。

石榴的寓意是子孙满堂，这是因为石榴花开以后结出的成熟石榴果里有很多晶莹如红宝石般的籽儿，象征着多子多福。

92

石榴花色彩艳丽，石榴果深受人们的喜爱。剥开石榴，红润的石榴籽跃然眼前，抓一把石榴籽塞进嘴里轻咬，酸酸甜甜的汁液溢出来，好吃极了。

许多人会将石榴皮扔掉，其实它是一种治疗久泻久痢的常用药。另外，它还可以用于治疗便血、寄生虫等病症。

那么，石榴是怎么来的呢？据说得从张骞出使西域说起。

汉武帝时期，张骞奉命出使西域，路途遥远，他千辛万苦才来到安石国，住在一家客栈里。那家客栈里有一棵石榴树，树上结满了红红的石榴果，看上去非常诱人。

张骞从未见过石榴，走过去左看右看。店小二见他如此稀罕，就说不如吃一个尝尝味道。张骞苦笑，由于水土不服，他已经拉肚子好几天了，哪里还敢乱吃东西。

店小二说："这石榴不仅好吃，而且用它的皮煮水喝可以治拉肚子。"

张骞以为他在开玩笑。店小二又说："别小看这石榴，用处可大着呢。"

张骞听他如此说，决定按照他的法子试一下，没过几天，病

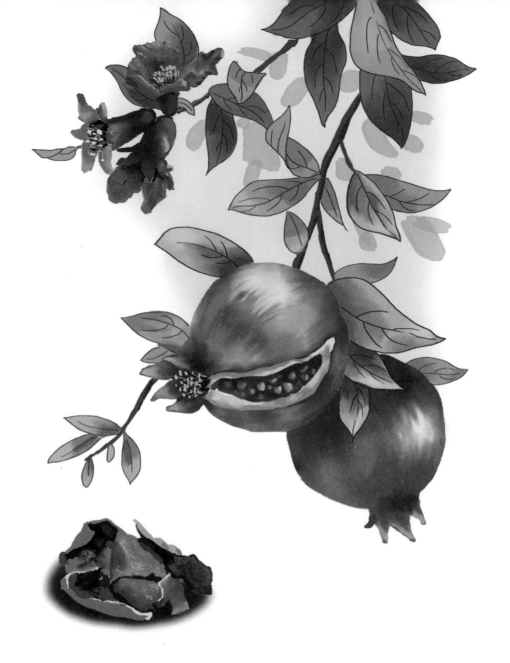

石榴皮 ［入药部位］石榴科植物石榴的干燥果皮

［功效］涩肠止泻、止血、驱虫

［现代药理］有保肝、调节免疫力、抑制胃

酸分泌、抗胃溃疡等作用

竟然好了。

张骞完成使命后，要重返中原复命。临走时，安石国国王送来千金作为礼物，张骞都婉拒了，只求带几个石榴，国王欣然应允。不幸的是，张骞在归途中遭遇匈奴人拦截，他在躲避时将石榴弄丢了。

当张骞回到长安，给汉武帝讲述西域的见闻时说起了石榴。汉武帝听了，也感到十分遗憾。这时，卫士报告，有一位女子送来了张骞丢失的东西。

女子将几个石榴呈了上来，张骞很是惊奇，忙问是怎么回事。原来，这位女子对中原很向往，在得到国王应许后，成为安石国的特使去往汉朝。她带上石榴，女扮男装，以做向导之名，混进张骞的队伍中，随着张骞来到长安。

张骞给汉武帝讲述安石国的情况及石榴的奇妙之处，而那位女子也向汉武帝表达了安石国愿意跟汉朝友好交往的情意。

汉武帝听后不由大喜，这真是礼轻情意重，至此与安石国加强了友好往来。因为这件事，后人有诗云："何年安石国，万里贡榴花。"

石榴移种到中原以后，开始大量栽培繁殖。如今很多城市都栽种了石榴，在公路边、公园里，时常可以看到灿烂如火的石榴花，为我们装饰了一个又一个美丽的夏天。

知识小链接

炒炭 中药常用的炮制方法之一，指将净药材或切制品置热锅内，用武火或中火连续加热，并不断翻动，炒至药物表面呈焦黑色或焦褐色，内部呈棕褐色或棕黄色。炒炭的目的：(1) 增强或产生止血作用；(2) 缓和药性，降低毒副作用。

龙眼肉：

养血安心神的果肉

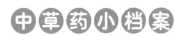
中草药小档案

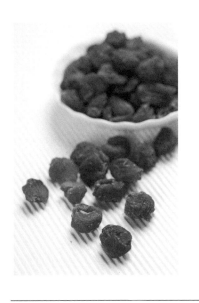

龙眼肉的入药部位为无患子科植物龙眼的假种皮，色棕黄，味甜，多为生用。它有补益心脾、养血安神的功效。现代药理研究认为，龙眼肉有抗应激、抗焦虑、抗菌、抗衰老等作用。

　　龙眼又叫桂圆，是一种味道甜美的水果，可新鲜食用，果肉细滑多汁，也可晒干后煲汤、泡水、泡酒等。龙眼营养丰富，含有葡萄糖、果糖、蔗糖、蛋白质、有机酸、脂肪以及维生素 B_1、

维生素 B_2、维生素 C 等多种成分。

龙眼药食两用，是一种非常好的补益药，从古至今就有"南方桂圆北方参"的说法。经常吃龙眼有补血、安神、健脾养胃的作用。龙眼药用时应除去杂质及残留的核壳，可泡水、泡酒、炖汤、煮粥食用。

龙眼虽好，但食用要适量，吃多了容易导致口干、上火。通常每人每天食用最好不超过 15 颗。糖尿病患者、孕妇应禁用。

龙眼之所以又叫桂圆，相传跟宋徽宗有关。

宋徽宗非常疼爱他的皇后。皇后的身边有一个聪明伶俐的宫女叫朱桂圆，她 15 岁进宫，做事利索，而且善解人意，被皇后看中，成了皇后形影不离的贴身宫女。

宋徽宗继位第二年，皇后无缘由感到不舒服，一开始她觉得休息两日便可没事，谁知病情越发严重，躺在床上时昏时醒，水米不进。

宋徽宗看在眼里，疼在心里，急忙找来御医诊治，可是御医对皇后这个没来由的病也束手无策。宋徽宗更急了，又换了一个御医，然而这个御医看了皇后的病也无良策。

眼看皇后的病越来越严重，宋徽宗变得非常暴躁，将一个个御医骂得灰头土脸。

这一日，皇后突然醒了，嘴里含含糊糊地说了两个字，"龙……眼（陷）。"御医一听，失声叫道："不好！"

宋徽宗忙问其故，御医说："皇后说龙陷，只怕是凶多吉少。"

宋徽宗明白御医的意思："龙"是皇家化身，"陷"是下沉的意思，综合起来看，皇后是想让皇上给她准备后事了。宋徽宗想到此，虽然感到悲不自胜，但还是吩咐手下去为皇后准备后事。

一直陪在皇后身旁的朱桂圆倒像没事一样，从宫外买了一些水果，待皇后醒时，喂给皇后吃。几天之后，皇后的后事准备得差不多了，皇后却清醒过来。

宋徽宗十分惊奇，问是谁把皇后的病治好了，皇后指了指身边的朱桂圆。宋徽宗很好奇，御医都没办法医治，一个小小的宫女竟然有这么大的本事。

朱桂圆说："皇后迷迷糊糊说的不是龙陷，而是龙眼，于是我猜皇后是想吃龙眼了，就到宫外去买了一些。"

当时正值八月，是龙眼成熟的季节，皇后自小就喜欢吃龙眼，处于迷迷糊糊的状态时，说的正是龙眼。

宋徽宗一听，高兴得哈哈大笑，说道："原来是皇后嘴馋了。"

身边的众人也跟着笑了起来，御医补充说："龙眼是个好东西，有安心神、益气血的作用，对皇后的病情大有益处。"

宋徽宗转过头，狠狠地瞪了他一眼，说道："你不是说龙陷吗？"

御医吓得一边后退，一边说："皇上恕罪，臣罪该万死。"

宋徽宗倒也没有追究，只是叹道："一字之差，谬之千里。"

既然皇后喜欢吃龙眼，那就多买些放在宫中，可是这种水果最好不要再叫"龙眼"了，不然极容易跟"龙陷"混淆。于是宋徽宗问朱桂圆："这水果还有没有别的名字，为什么要把它叫'龙眼'？"

朱桂圆说："相传有一条恶龙残害百姓，玉皇大帝知道后，派天兵天将捉拿这条恶龙，可是恶龙不肯束手就擒。雷神生气了，一道天雷打在恶龙的头上，恶龙的两个眼珠子掉了出来，落

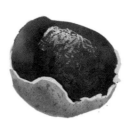

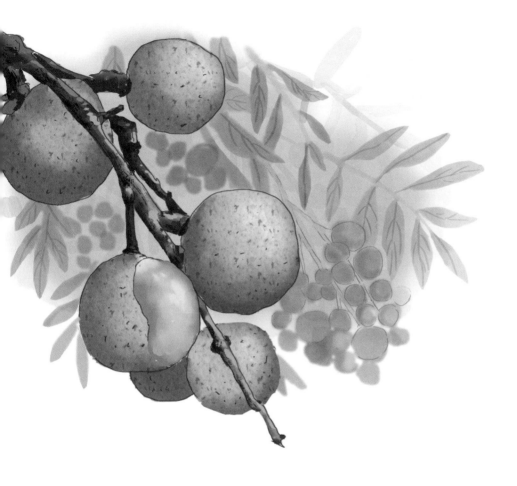

龙眼肉 ［入药部位］无患子科植物龙眼的假种皮

［功效］补益心脾、养血安神

［现代药理］有抗焦虑、抗菌等作用

在地上后，长成一棵树，树上结的果实，人们就叫它龙眼。我也不知道它还有没有其他的名字。"

宋徽宗说："这个故事有点意思，但是这个名字犯忌讳，我看你聪明伶俐，就将这种水果的名字改成你的名字'桂圆'吧！"

皇帝金口一开，众人纷纷附和。至此，龙眼就多了个别名叫桂圆。

知识小链接

补益药　中医术语，也称补虚药或补养药，指能补充人体物质亏损、增强人体功能活动，以提高抗病能力、消除虚弱症候的药物。

橘子：

从里到外都能入药的水果

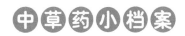

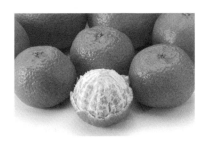

橘子的入药部位为芸香科植物橘及其栽培变种的成熟果实，有润肺生津、理气和胃、燥湿化痰的功效。现代药理研究认为，橘子有消除疲劳、预防冠心病、降低胆固醇等作用。

在日常生活中，大家见得最多的水果可能就是橘子了，橘子不仅口感好，而且全身都是宝。俗话说："一个橘子十服药。"其中，成熟的橘子皮（陈皮）和未成熟的橘子皮（青皮），以及橘核都是我们常用的中药。

橘子对身体健康有诸多作用，那么，它究竟有哪些作用呢？

让我们看一个华佗妙用橘子的故事吧！

一年的九月，华佗坐船去九江，他沿着赣江一路南下。与他同行的还有一些游客，大家兴致都很高昂。沿途旖旎的风景吸引了游客们的目光，大家纷纷跑到船栏处观看。

船行驶到一个码头时，华佗看见沿岸有很多小贩在卖橘子，价格很便宜。他没多想，不管橘子熟没熟，一下买了十来斤。船继续行驶，华佗坐在船上一边观赏风景，一边吃橘子。

大家同坐一条船，彼此之间很快就熟悉起来。当大家知道他是华佗以后，纷纷来找他看病。第一个人说自己有点干咳、喉咙发干。华佗翻了翻行李，出门没有带药箱，这该如何治病呢？

当华佗看到橘子时，眼前一亮，有了办法。华佗把熟透的橘子果肉递给这个人，告诉他橘子的果肉能润肺、生津，食用橘子肉可起到治病的作用。

又有一个人走过来说自己出来这么久，老是想家，心中抑郁，胸部胀满，问华佗是否有药可以医治。华佗剥下未成熟的橘子的皮告诉他："这橘子皮能破气，治疗肝气瘀滞效果很好。"

前两个人经过华佗诊治，都非常满意地走了。第三个人也跑

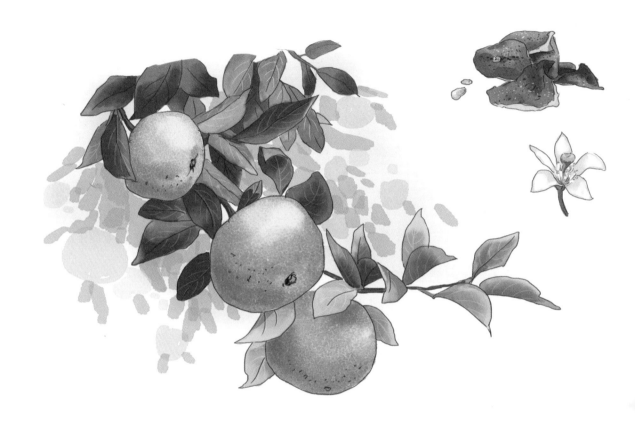

橘子

[入药部位] 芸香科植物橘及其栽培变种的干燥成熟果实

[功效] 润肺生津、理气和胃、燥湿化痰

[现代药理] 有预防冠心病、降低胆固醇等作用

来问诊，他说自己最近老是感到腹胀，咳嗽有痰，还有恶心呕吐的症状，他问华佗是否也可以用橘子皮治疗。华佗拿起成熟的橘子皮说："可以，它不但能化痰消胀，还能治疗恶心呕吐。"

大家不由感叹，没想到日常吃的橘子居然全身都是宝，这真是太神奇了。有的游客看见橘核，以及它白色网状的橘络，就开玩笑地问华佗："难道它们也是药？"

华佗笑着说："当然是，橘核不仅能理气，还能止痛，可用于疝气疼痛等病症；而橘络有通络、理气、化痰、消滞的作用。"

众人听后不由感叹，都说华佗买的不是橘子，而是十来斤的灵丹妙药。"一个橘子十服药"，看来真是名副其实。

覆盆子：

治尿频的山间野果

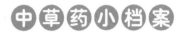

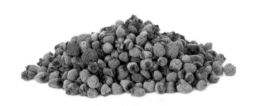

覆盆子的入药部位为蔷薇科植物华东覆盆子的干燥果实，色黄绿，多为生用。它有益肾、固精、缩尿、养肝明目的功效。现代药理研究认为，覆盆子有改善记忆力、延缓衰老等作用。

语文课本中，有一篇关于童年生活的回忆性散文《从百草园到三味书屋》，里面描述道：如果不怕刺，还可以摘到覆盆子，像小珊瑚珠攒成的小球，又酸又甜……

有的人不禁要问，覆盆子到底是何物？其实，它是一种野

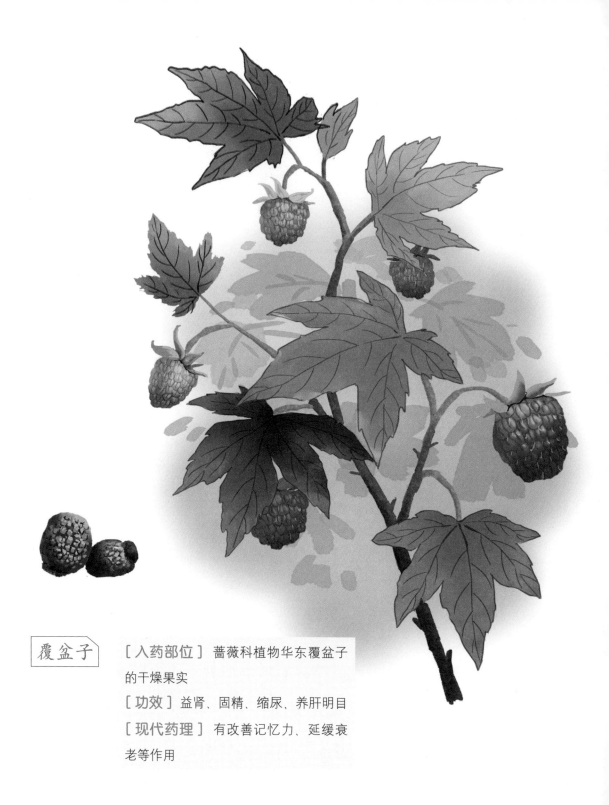

覆盆子

[入药部位] 蔷薇科植物华东覆盆子
的干燥果实

[功效] 益肾、固精、缩尿、养肝明目

[现代药理] 有改善记忆力、延缓衰
老等作用

果，各地叫法有所不同，有的地方叫三月泡，有的地方叫小托盘。它长在山坡上、路旁边，色泽鲜艳，在春末夏初的野果盛宴中，最耀眼的可能就是覆盆子了。

别看覆盆子只是野果，它可不比水果店里的瓜果逊色，而且知名度也不低。覆盆子是入药的名字，它还有一个更好听的名字叫树莓，因口味好而享誉中外；又因它含有丰富的维生素，从而有"黄金浆果"的美誉。

这么好看而可口的水果，为什么叫覆盆子？其实"覆"就是底朝上翻过来，"盆"就是方便入夜小便的盆，"子"就是果实，连起来的意思就是吃了这种果子，尿频的患者可以将便盆翻过来，因为不需要再用它了。

"覆盆子"这个名字是怎么来的呢？这要从东晋著名医药学家葛洪说起。

据说，葛洪远离繁华的都城，到山中清修。他一边修行，一边为百姓治病。由于劳累过度，加之年纪大了，患上了夜尿症。夜间频繁起床小便，让他不胜其烦。

葛洪给自己开了不少方子，但都效果欠佳。一天，他翻山越岭去采药，一不留神掉进了刺丛中。身体的疼痛，加上疲惫，让他的心情糟糕到了极点。

当葛洪挣扎起来时，看到一种野果，他又饥又渴，便摘了一些充饥。以前他并没有太留意这种野果，如今吃起来竟酸甜可口。

葛洪对这种野果表现出从未有过的喜爱。后来每次上山采药，他都会采一些这种野果带回去吃。自从吃了这种野果，让他意想不到的是，他的夜尿症大有好转。

葛洪是医药学家，在对这种野果感到好奇的同时，也着手研究起来。后来，他终于确定这种野果是治疗夜尿症的一种特效药。只是这种果子需在含青时采收，这样效果会更好，于是便有了"青果入药，红果生吃"的用法。

知道了这种果子的药效，该叫它什么名字呢？当时，这种野果的叫法很多，葛洪为了更好地体现它的药用价值，便用"覆盆子"来称呼它，这个名字沿用至今。

葛洪 我国古代东晋时期的医药学家、道教理论家、著名炼丹家。他精通医学和药物学，他的著作《肘后备急方》，是中国第一部临床急救手册，我国诺贝尔医学奖获得者屠呦呦就曾受到《肘后备急方》的启发。

金樱子：
治尿频遗尿的小红果

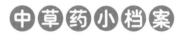
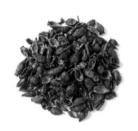

金樱子的入药部位为蔷薇科植物金樱子的干燥成熟果实，色红黄，多为生用。它有固精缩尿、固崩止带、涩肠止泻的功效。现代药理研究认为，金樱子有收敛、止泻、抗氧化、抗动脉粥样硬化、抑菌、抗炎等作用。

生活在我国中南部农村的人，也许经常可以看到灌木丛中有一种浑身有刺毛，呈椭圆状卵形的野果，这就是金樱子。还没有成熟的金樱子是翠绿色的，待到果子逐渐成熟，会由绿变黄，直至变成红色。

金樱子是一种很好的中药材，特别是对治疗遗精滑精、尿频遗尿、久泻久痢等效果很好。但金樱子是一种收涩药，体内有实火、邪实者不宜使用。

关于应用金樱子治病有一个传奇故事，至今仍在流传。

4岁之前的小孩容易尿床，随着孩子慢慢长大，夜间的排尿逐渐得到控制，因此尿床现象大大减少。有一对老夫妇的第三个儿子都已成年，却还有尿床的毛病。

老夫妇愁坏了，到处找郎中给三儿子医治。可是钱花了不少，却没有疗效。

一日，村里来了一位拿着药葫芦的老先生，只见老先生鹤发童颜，双目炯炯有神，药葫芦上缠着一根金黄色的缨带。老夫妇猜测这位老先生定是有本事的人，于是就请老先生到家为三儿子诊治。

老先生给三儿子把脉后，问除了有遗尿的毛病，是不是还有遗精滑精的现象。三儿子不敢隐瞒，点头说是。老先生听后不说话，这让老夫妇越发着急，连忙问是否有药可以医治。

老先生说："现在正好是十月，有一味药可治他的病。"老夫妇听了非常高兴，期盼老先生能尽快用药。老先生犹豫了一会儿才说："这味药长在南方的山里，那儿到处是有毒的瘴气，去采药只怕很危险。"

老夫妇听后，说为了治三儿子的病，他们愿走一趟。三儿子坚决不同意，自己的病已经让父母操碎了心，要去也是他自己去。

老先生看到三人不惧危险，心中有些感动，他说："还是我去吧，我正好要去南方采药。"

一段时间后，老夫妇果真收到一包椭圆状卵形的果子以及药方，药方中叮嘱老夫妇用这种果子煎水给三儿子服用。老夫妇按照方子，试着给三儿子服用了一个疗程，三儿子的病明显好转。一个月后，三儿子的病基本康复了。

三儿子想去找老先生当面致谢，他按照老先生的地址，来到了南方的一个村庄。当他找到老先生的住处时，看到的却是空荡荡的房间。三儿子向附近村民打听，才知道老先生前段时间染上重病去世了。

三儿子感到非常悲痛，他默默地返回老先生的住处，看到墙上挂着一个药葫芦，葫芦上的金黄色缨带随风飘动。他取下药葫

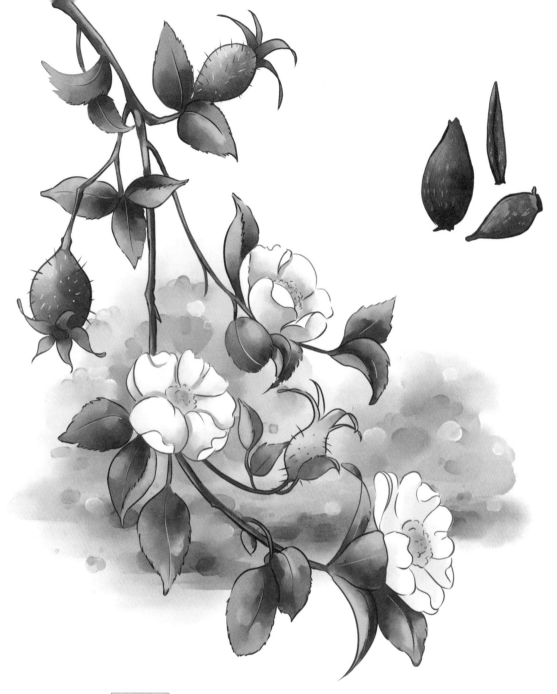

金樱子 ［入药部位］蔷薇科植物金樱子的干燥成熟果实

［功效］固精缩尿、固崩止带、涩肠止泻

［现代药理］有收敛、止泻、抗氧化、抑菌、抗炎等作用

芦，在药葫芦里还找到了一些老先生寄给他的果子，于是带回了家乡。

他将果子种在家乡的山坡上，第二年春天，这种植物生根发芽，开出了洁白美丽的花，像无私救治自己的老先生。秋天，这种植物结出了红色的果子，三儿子将这些果子送给那些有遗精滑精、尿频遗尿的患者。

当人们问起这种果子叫什么名字时，三儿子脑海里浮现出金黄色缨带随风飘逸的情景，便说它叫金缨子。后来，"金缨子"的名气越来越大，有人觉得"缨"字用得不对，应与草木有关，所以将它改成了"金樱子"。

罗汉果：

治疗咽喉肿痛的良药佳果

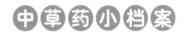 中草药小档案

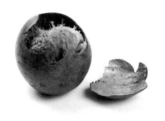

罗汉果的入药部位为葫芦科植物罗汉果的果实。它既是食物，也是药物，有清热润肺、利咽开音、滑肠通便的功效。现代药理研究认为，罗汉果有镇咳、祛痰、促进排便、增强免疫力、降血糖、抗肝损伤、抗氧化等作用。

由于职业的原因，一些人说话时间比较久，如果不注意保养，很容易咽痛、咽干和声音嘶哑，这时适当用一些罗汉果泡水喝，能缓解症状。

罗汉果主产于广西，经常做成茶饮，有提神生津、增强人体

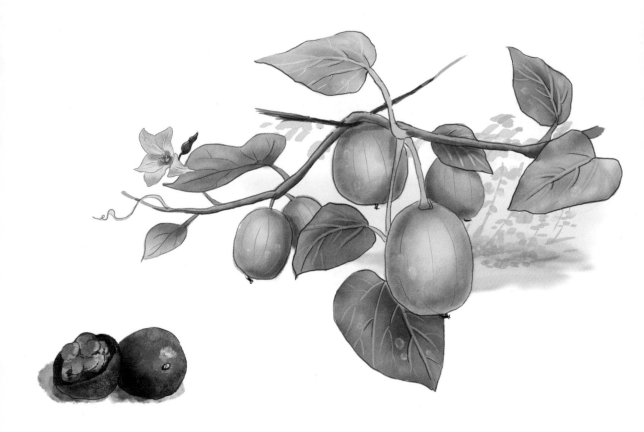

罗汉果

［入药部位］葫芦科植物罗汉果的果实

［功效］清热润肺、利咽开音、滑肠通便

［现代药理］有镇咳、祛痰、增强免疫力、降血糖、抗氧化等作用

免疫力、预防呼吸道感染、益寿延年的作用。

有人感到奇怪，这么好的果子为什么叫罗汉果呢？有这样一种说法，因为罗汉果的外形有点像大罗汉的肚皮，所以人们干脆叫它罗汉果。可是也有人不认同，说罗汉果背后有这样一个故事。

从前，有一个姓罗的樵夫，他的母亲经常做凉茶到街市去卖。母子俩靠着微薄的收入相依为命。

一天，罗樵夫到山中砍柴，无意间捅到一个马蜂窝。罗樵夫感到不妙，匆忙逃避，他慌不择路地往林子里跑去，跑了很久才摆脱了马蜂群。

当他停下脚步，才发现自己已经跑出很远了。罗樵夫看见山中的树上有许多圆圆的果子，不知道能不能食用，但还是采了一些果子带回家了。

过了些时日，母亲问罗樵夫上次带回的果子是否还有，罗樵夫这才想起自己摘的那些果子。母亲说："那果子可好了，是做凉茶的好材料，很多人都喜欢喝用这种果子做的凉茶。"

原来，母亲看到罗樵夫拿回来的果子已经变干，尝了一下有点甜，觉得它没有毒，应该能吃。于是她把果子放进凉茶里，结果非常受食客欢迎。

不久，一名姓韩的郎中来敲门，问罗樵夫的果子怎么得来的。罗樵夫顿时紧张起来，问："怎么了？"韩郎中说那果子能治病。罗樵夫听了很高兴，想不到随手摘的一些果子，居然有这么多用处。

在韩郎中的推动下，这种果子被应用于中医药里，非常受患者欢迎。可这种果子叫什么呢？罗樵夫也不知道，韩郎中就自作主张，称它为罗韩果。因为是罗樵夫发现的，韩郎中推广应用的。

随着这种果子应用得越来越普遍，人们觉得"罗韩果"不好听，就为其改了一个更形象的名字：罗汉果，并沿用至今。

芦荟：

熟悉的花卉，杀虫治癣的良药

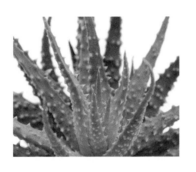

芦荟的入药部位为百合科植物库拉索芦荟、好望角芦荟或其他同属近缘植物叶的汁液浓缩干燥物。它有特殊臭气，味极苦。芦荟有泻下通便、清肝泻火、杀虫疗癣的功效。现代药理研究认为，芦荟对多种皮肤真菌和人型结核分枝杆菌有抑制作用。

　　芦荟是一种大家都很熟悉的花卉植物。芦荟开的花很美，很多人喜欢在庭院、阳台等处栽种芦荟。

　　芦荟具有很好的美容、医疗保健作用，很多化妆品、保健

121

品，以及中成药都会用到它。

芦荟也是一种常用的中药材，它能泻热除便秘，能治疗惊痫抽搐，可以杀虫止痒，还能用于小儿疳积等病症。

关于芦荟，有这样一个故事。

刘禹锡是唐代著名的文学家、哲学家。他从小就患有皮癣^①，这种病发作时，让他感到十分难受。

刘禹锡誉满海内，经常有慕名而来的人向他请教，与他交流。一天，有位学士来拜访刘禹锡。

刘禹锡热情招待来访的学士，两人聊得十分愉快。然而没过多久，刘禹锡忽然感到浑身不自在，倒不是被学士的犀利观点打动了，而是皮癣发作了。

刘禹锡难受得不行，又说不出口，十分尴尬。学士似乎察觉到异样，很快就起身告辞了。等他走了后，刘禹锡赶紧处理身上的皮癣。

---

① 病名，是一种发生于表皮、毛发、指（趾）甲的浅部真菌性皮肤病，主要表现为不同程度的瘙痒。中医治疗多使用清热燥湿、杀虫止痒的中草药。

芦荟

［入药部位］ 百合科植物库拉索芦荟、好望角芦荟或其他同属近缘植物叶的汁液浓缩干燥物

［功效］ 泻下通便、清肝泻火、杀虫疗疳

［现代药理］ 对多种皮肤真菌和人型结核分枝杆菌有抑制作用

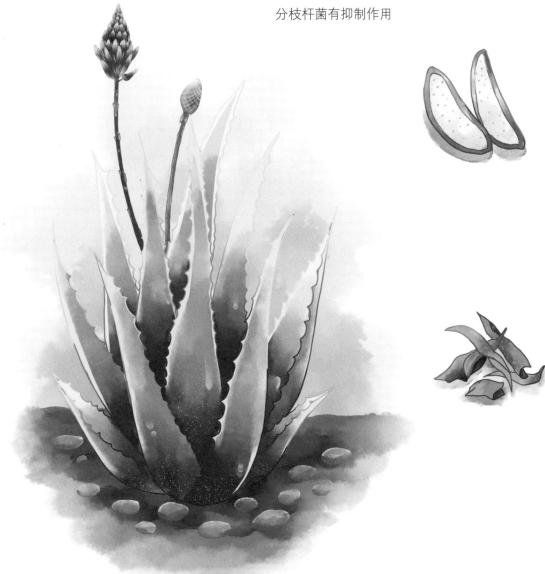

不一会儿，又有人登门拜访。刘禹锡身体正难受呢，立刻婉拒来客，可那人说自己是郎中。刘禹锡心中一喜，连忙请进来。郎中看了以后，神情有异。刘禹锡顿时有点紧张，问："可有药治？"

郎中说："有，你家就有。"

刘禹锡奇怪了，自己家哪儿来的药呢？

郎中指了指刘禹锡家中的芦荟说："那便是。"

刘禹锡也略通医术，但没想到自己养的芦荟就能治病。他对郎中说："请尽管用。"

郎中割取芦荟的叶片，收集流出的液质，然后置锅内熬成稠膏，倒入碗中，冷却凝固，最后磨成粉末敷在患处。

郎中说："多敷几日，就可治愈。"

刘禹锡看得明白，照着郎中的法子用药，几天过去病情果然缓解。

可刘禹锡回想后感到奇怪，古代有"医不叩门"的说法，郎中怎么会无缘无故上门呢？

原来拜访刘禹锡的那位学士看出刘禹锡的尴尬，便起身告辞了，而那位上门的郎中就是受学士委托，前来给刘禹锡治病的。

自那以后，刘禹锡对那位学士十分感激，经常邀请他到家里来做客，学士从刘禹锡那里不仅收获了友谊，还学到了很多知识。